U0047785

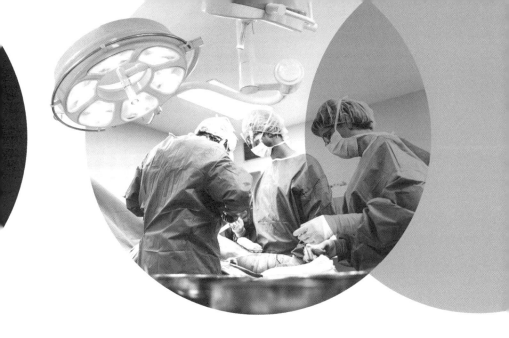

醫療機構

不可不知的

法律風險

編著———可道律師事務所

目次

第三部/行政責任

前言

隨著時代的變遷，科技日新月異，醫療水準也隨著時代的進步有顯著提升，但與此同時，卻有大大小小的醫療糾紛伴隨而來，從面對高額的民事求償，到五年以下有期徒刑的過失致死，有沒有人曾經思考過，受到眾人景仰的醫師，曾幾何時，需要擔心醫療行為將衍生醫療糾紛而提心吊膽？曾幾何時，需要擔心自己成了站在被告席上的待宰羔羊，由著檢察官興師問罪？曾幾何時，需要擔心自己淪為被民事求償的刀俎魚肉，任人宰割？

生老病死是人生必經的過程，但有誰能真的安然看待呢？從報章媒體中，我們可以看到許多人在經歷喪失親友的痛苦後，遷怒醫療人員，或是因為手術的結果不盡人意，患者及患者家屬大鬧急診室，從撒冥紙、包圍診所，到提起民刑事訴訟，這些越來越頻繁的案例都已經讓醫病關係越來越緊張，許多醫師甚至要重回校園進修法律相關學程以保護自己。

正因為這樣的社會趨勢，我們研究了醫療機構及醫療人員在各個領域中常常會遇到的法律問題，介紹醫療機構及醫護人員可能會遇到的糾紛形態，大致分為民事、刑事、行政、勞資等領域，希望能透過這本書，幫助那些遭法律追訴或求償而徬

徨不知所措的醫療人員們。

在民事糾紛方面，醫療人員或醫療機構最常被以醫療行為過程中有醫療疏失，或違反告知義務侵犯病患自主權為由，遭法院判定需要負損害賠償責任；而判斷有無醫療疏失可以從醫療機構提供的醫療行為有無符合醫療常規、臨床裁量權、醫療水準來認定，以上要件，法院往往都是靠鑑定報告作為依據，但偶爾也會有推翻醫療鑑定報告的情形；而告知義務是指醫療機構在實施醫療行為前，應將醫療行為所會產生的風險、有無替代方案等事項告知病患，讓病患可以在充分思考後，做出是否接受醫療行為的決定，此權利又被稱為病患自主權，若醫療機構或醫療人員未盡到告知的義務，病患就很有可能提起民事訴訟，請求損害賠償。

告知義務部分又可以急迫性及告知的程度來區分有無侵害病患自主權，舉例來說，像是醫美微整形類型的手術，因為不具有急迫性，通常告知手術風險、代替方案等資訊後，要讓消費者有較長的時間思考是否要接受整形手術；若是重大車禍送到急診，因為事態緊急，需要立刻動手術，這時給病患思考的時間就比較短。再來是告知義務的舉證，實務上往往都是認定需要由醫療機構或醫療人員負起舉證責任，所以會建議醫師在進行手術風險等資訊的告知時，可以坦白跟病患說明將進行錄音，或請護理師在一旁陪同，以免事後面臨法律糾紛時，在舉證責任上啞巴吃黃蓮。

在刑事責任方面，相信各位有醫療專業背景的醫療人員們，都不會刻意冒著背負刑事責任的風險，觸犯刑法，然而，刑法上的過失很好認定，那在醫療領域的過失呢？醫療法第82條第3項及第4項規定，「醫事人員執行醫療業務因過失致病人死傷，以違反醫療上必要之注意義務且逾越合理臨床專業裁量所致者為限，負刑事責任。前二項注意義務之違反及臨床專業裁量之範圍，應以該醫療領域當時當地之醫療常規、醫療水準、醫療設施、工作條件及緊急迫切等客觀情況為斷。」由此可知，刑法上的過失與醫療領域上的過失認定還是有所不同，而醫療領域上的過失又需要回歸到醫療水準、醫療常規及臨床裁量權的認定；除了過失傷害或過失致死的案例外，從新聞媒體上，我們也能看到有些醫療從業人員，為了詐領健保費，以盜刷健保卡、偽造病歷等方式，被檢察官以詐欺、行使偽造文書等罪起訴，所以這些行為也都是醫療人員需要注意的，當發現周圍的人有異常舉動，請記得多思考或確認，最好還是找律師進行諮詢，以避免淪為犯罪者的工具人。

在行政責任方面，因為醫療行為涉及一般民眾的健康，所以醫療機構在打廣告時，為了讓效果更好，常以誇大醫療效果的方式作為招攬生意的廣告，然而醫療法第86條規定，「醫療廣告不得以下列方式為之：七、以其他不正當方式為宣傳。」而所謂「不正當方式為宣傳」就包含了廣告誇大不實，像是：「皮秒雷射可瞬間粉碎色素，比淨膚雷射更快更有效，減少熱

傷害，感覺更舒適。刺青、色斑、老人斑、肝斑、曬斑、雀斑、凹疤通通OUT！一起來看看皮秒雷射到底有多神奇！」「美白針讓您夢想成真！」「只要30秒，你的眼袋就會消失！」都是被裁罰的前車之鑑；另外，醫療機構最常接觸的行政機關當屬健保局，健保局幾乎掌控著醫療機構的裁罰大權，像是醫療機構記錄病患病歷不完整、未遵守醫藥分離原則、醫師執行業務上有不正當行為，皆可以成為健保局裁罰的事由。

在勞資關係部分，雖然不是本書重中之重，但對於一般人所羨慕之職業，可能大家不知道，並非所有醫師都可納入勞基法的體系之中，醫師的職業雖然有著至高無上的光環，但也有著高工時、高壓力的環境，往往伴隨著過勞、醫病比失衡、內外婦兒急五大皆空的情形，發生職災的情況也時有所聞，而主治醫師也可能面臨醫院惡意不續聘或解聘的情況，因此對勞資關係的基本法律規定也應該有所了解，才不會在碰到勞資爭議時無所適從。

本書搜集相關判決，除了提供一般民眾及醫療機構、醫療從業人員作為參考之外，也希望特別說明「律師」角色在醫療糾紛中可以從中協助的事項：從最初告知醫療風險的環節，可以參考律師撰擬的風險告知書、手術同意書等；事先與律師討論手術可能遇到的風險，再讓律師撰擬相關文件；在調解程序中，可以諮詢律師、審酌和解方案是否適當，若擔心被原告獅子大開口，也可以請律師代為出庭談判，甚至能在談判前先行

預測是否應進入訴訟階段來掌控風險；在訴訟過程中，則可以請律師評估訴訟風險、判斷訴訟走向、協助蒐集相關事證等，若是遭到刑事告訴還能陪同偵訊。

　　平時留意相關資訊、建立正確的法律常識，有助於避免誤觸法規，陷自己於各種可能的糾紛之中；而若真有訴訟，也可以找到律師，請其提供專業協助，減少自己摸索的時間。

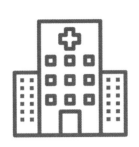

第一部

民事責任

醫療告知義務

即便醫療行為符合常規，也可能負損害賠償責任？

　　張先生某日心血來潮爬上自家後院的大榕樹，一不小心從樹上摔落，後來感覺四肢麻痺，便至大甲李綜合醫院就診，診斷原因為頸椎神經遭受壓迫，接受手術，頸椎內施作固定鋼板。後來又到另一家A醫院，由陳醫生診斷，建議張先生將固定鋼板摘除，並於進行手術摘除固定鋼板後順利出院。然而，陳醫生在執行第二次手術時，竟未將螺絲釘留在頸部一事告知張先生，因而造成張先生肩頸疼痛，在中國醫學大學附設醫院疼痛科做常態性治療，且因聲帶麻痺，也得在該院進行耳鼻喉語言治療復健療程。

　　按醫療法81條規定：「醫療機構診治病人時，應向病人或

其法定代理人、配偶、親屬或關係人告知其病情、治療方針、處置、用藥、預後情形及可能之不良反應。」

醫師法12-1規定：「醫師診治病人時，應向病人或其家屬告知其病情、治療方針、處置、用藥、預後情形及可能之不良反應。」

假如醫師實施的醫療行為都符合醫療常規，是否仍會因未盡到告知義務而負損害賠償責任？

臺灣臺中地方法院107年度醫字第5號民事判決見解

衛生福利部醫事審議委員會鑑定：有時固定骨板之螺絲，會斷在骨頭裡，僅能取出外面半截，另外半截除非破壞骨頭，否則無法取出。遺留在骨頭內之螺絲不會對身體造成不利影響，因此通常會遺留在骨頭內。有時斷在骨頭內之部分很短，術中取出時未必能得知有一小截螺絲遺留在骨頭內。本案該半截螺絲遺留於原告體內，不會對原告造成傷害，故被告之醫療處置，並未違反醫療常規。本案依病歷紀錄，105年9月8日原告出院前，其手術部位並無血腫形成之記載，被告囑移除引流管，讓原告出院，符合醫療常規。右肩筋膜疼痛，與頸椎前開手術（大甲李綜合醫院接受頸椎固定鋼板手術及被告陳○○2次手術）並

無關連，亦與幾年前之摔傷關連不大，其原因不明。

法院採信鑑定報告認定被告無違反醫療常規，惟認為然而，被告於執行第二次手術時，竟將螺絲釘留在頸部，且未告知原告，因而造成原告肩頸疼痛，自106年5月5日起在中國醫學大學附設醫院進行疼痛科之門診做常態性之治療，且因聲帶麻痺亦須在該院進行耳鼻喉語言治療復健療程。並認為被告醫院為教學醫院之規模，具有相當醫療水準及醫療設施完善，營運狀況良好，本院審酌前述之教育程度、身分地位、經濟狀況、本件未善盡告知義務之情形，暨原告所受精神上痛苦之程度等一切情狀，認原告請求之精神慰撫金以20萬元，方為相當。

律師提醒

臺灣高等法院臺中分院104年度醫上易字第4號民事判決認為：「醫療行為常伴隨接觸或侵入病患之身體或蒐集病患之個人健康資訊，基於『尊重病患自主權』之醫學倫理要求，醫療行為必須先經病患『告知後同意』（informed consent），故醫療機構或醫師對病患即負有說明義務，提供病患充分之醫療資訊，讓病患得以自主決定醫療決策。」

上述的說明義務，在英、美等國，是先源於醫學的「倫理要求」，經過醫界的省思、辯論，最後才形諸法律文字，成為

「法律義務」；反觀臺灣則是在短時間內利用前揭法律，直接將告知義務明定為「法律義務」，藉此推動「尊重病患自主權」的倫理要求。然而「告知義務之履行」若僅成為醫師避免法律責任的保護傘，醫師為了避免承擔法律責任，而將大量醫療資訊單方「傾倒」給病患，病患將無法真正了解，自然無法真正協助病患決定醫療決策，亦無法達成尊重病患自主權的倫理要求。因此，有關如何告知義務之履行內容及未履行責任，成為醫界、法界及學界共同研究課題。

告知義務的「告知內容及範圍」，應當基於「尊重病患自主權」的倫理要求而成為「行為規範」，應由醫療機構或醫師視個案醫療行為目的（例如：以「治療」或「預防疾病、非治療」為目的），將經常性或可預見之嚴重醫療風險，視病患個案情形提供醫療資訊告知病患，由病患自主決定醫療決策。

由此可知，隨著時代變遷，我國實務上漸漸認為醫師在進行醫療行為前，應尊重病患之自主決定意思，應將手術可能面臨的風險、可能產生的後遺症、是否有其他手術管道等等相關資訊告知病患後，給予病患一定思考時間，讓病患自主作成決定，因而，即使符合醫療常規，若未盡到上開告知義務，醫師仍有可能面臨民事上敗訴之可能。

以書面方式告知手術風險
並取得患者簽名，就符合告知義務？

　　陳小姐因植牙需求，至林醫師任職的牙醫診所諮詢相關事宜。診所廣告網頁顯示：植牙僅需六十分鐘、傷口小、不出血、不腫痛、不瘀青、術後可正常進食、恢復期三至六天、完整植牙療程僅需三至四個月，可使用二十年。陳小姐當日便繳交訂金四萬元，委由林醫師為其植牙，但待拔除三顆牙，並植入九顆牙的植體後，陳小姐認為林醫師未詳實檢查評估她右上顎長期缺牙處的骨脊硬組織條件是否足夠、右上顎角化牙齦是否不足，就逕行植牙，不僅造成部分植體間間距過小，部分植體間間距卻又過大的狀況，且一次性施行切斷兩個牙橋，卻未給予臨時性假牙，致使陳小姐上顎僅剩正門齒、側門齒、犬齒可與下顎對咬，而出現咬合傷害，術後五個月進食困難，僅能飲用流質及軟爛食物，導致血漿鈉離子含量偏低、休克、送急診救治三次；事後更多次分別至診所補綴植體及牙周病緊急處置，但仍有數顆牙齒的台齒角度不當、型態過尖、過細或台齒修磨過短、缺少螺紋、型態尖斜，全口牙周病處置後仍無法控制發炎，其中更有重新植入，然植入過深，導致破壞牙床骨、使骨頭喪失、鼻竇膜受損、長期流鼻水的情形及牙齒發炎、晃動未及時處理，導致咬合傷害及牙周病情況更加惡化、骨缺損加重、危及其他植體穩定度，必須拔除，造成植牙膺復困擾。

陳小姐事後憤而提告林醫師及所屬醫院。

若醫生已告知病患手術一定有風險，可能造成後遺症或需承擔手術失敗的危險，又或醫生僅以書面方式告知病患，並取得病患簽署的手術同意書，是否已盡到告知義務？

臺灣高等法院109年度醫上更一字第3號民事判決

告知說明義務之本旨係以醫療乃為高度專業之行為，直接涉及病患之身體健康或生命，病患本人或其家屬通常須賴醫師之說明，方得明瞭醫療行為之必要、風險及效果，因此醫師在一般情形下為醫療行為時，應詳細對病患本人或其家屬盡相當之說明義務，經病患或其家屬同意後為之，以保障病患身體、健康自主決定權；上開醫師應盡之說明義務，除過於專業或細部療法外，應包含：

1. 診斷之病名、病況、預後及不接受治療之後果
2. 建議治療方案及其他可能之替代治療方案暨其利弊
3. 治療風險、常發生之併發症及副作用暨雖不常發生，但可能發生嚴重後果之風險
4. 治療之成功率（死亡率）
5. 醫院之設備及醫師之專業能力等事項。

且基於對病患自主決定權之保障與尊重，病患理應事先認識手術之風險，並由其自主決定是否願意承擔該風險

之同意，而病患之同意則以醫師之充分說明為必要。未盡告知說明義務，自屬侵害病患身體、健康之自主決定權，該自主決定權為病患權利之一，與侵害身體、健康同屬侵權行為客體之權利一種，自有侵權行為適用。且醫療機構由其使用人即醫師對病患之說明告知，係醫療機構依醫療契約提供醫療服務，為準備、確定、支持及完全履行醫院本身之主給付義務，對病患所負之從給付義務。於此情形，該病患可獨立訴請醫院履行以完全滿足給付之利益，倘醫療機構對病患未盡其告知說明義務，病患即得依民法第227條不完全給付之規定，請求醫院賠償其損害。

綜合上述，尚不足認被上訴人已向上訴人實質履行告知說明義務，亦乏上訴人或其家屬已知悉、明白將進行手術之風險、有無替代方案暨各該方案利弊得失，上訴人於未知悉侵入性醫療行為之危險性情況下，接受系爭植牙手術，不符告知後同意法則，致上訴人身體及健康之自主決定權受侵害，被上訴人自難謂無疏失（參前揭最高法院107年度台上字第1593號判決意旨），是上訴人依民法第184條第1項前段、第188條侵權行為法律關係，請求被上訴人連帶損害賠償，即非無據。上訴人依民法第184條第1項前段、第188條之規定，請求被上訴人連帶給付247萬0,614元，及自起訴狀繕本送達之翌日即103年2月25日起至清償日止，按年息百分之5計算之利息部分，為

有理由，應予准許。

律師提醒

　　在現行醫美診所中，經常發生醫生認為自己已經將醫美資訊充分告知病患，因此僅以書面手術同意書交由病患簽名，而未再告知相關資訊，然而當手術風險發生或醫美結果不如病患預期時，例如自體脂肪隆乳所常見的硬塊、術後疼痛、X光結果有斑塊等，而醫師於手術前又未詳細告知，那在日後病患越想越不對勁的時候，就會產生醫療糾紛。

　　所以，律師建議，在手術前應該先排定一段時間將可能產生之後果及風險，以及上開實務見解提到的事項充分告知病患，最好全程錄音、書面或請護理師在旁邊作證，如此在事後發生法律爭議時，可以避免醫生無醫療過失但最後仍因未盡到告知義務，而面臨遭法院判決賠償的窘境。

醫療糾紛發生時，
由誰負責證明已充分盡到告知義務？

　　林女士為改善臉型及抬頭紋而前往醫美診所，由張醫師為她注射肉毒桿菌素，然而林女士認為張醫師於注射前未詳盡告知注射肉毒桿菌素可能發生局部肌肉痙攣症等併發症及危險，就在她的咀嚼、額肌、下巴及外側闊頸肌分別注射保妥適注射劑，注射總劑量還超過一次注射肉毒桿菌素的安全劑量，使得她的面部肌肉僵硬緊繃、無法正常言語、吞嚥困難，注射後三個月，嘴唇周圍部分肌肉依舊僵硬，問題持續六個月之久。

　　在醫療糾紛過程中，基於醫療法及醫師法的規定，醫師及醫療機構皆負有告知義務，因此法院往往會要求醫院或醫師負舉證責任，證明醫師及醫院已經詳細告知病患醫療行為所會面臨的風險、後遺症及有無其他醫療行為可以替代。有什麼方法可以證明醫院或醫師已盡告知義務？

臺灣臺北地方法院106年度醫字第30號民事判決

鑑定：

　　醫審會鑑定結果，「依美國FDA建議，注射肉毒桿菌素於治療時之單次最高劑量為300u，建議在3個月內注射

劑量勿超過400u，故依病歷紀錄，記載之注射劑量為安
全劑量，符合醫療常規。」

證人：

熊女士之證詞：其他證人有說其有告知原告注射系爭
肉毒桿菌素之流程或風險等語，惟證人熊女士僅係聽聞其
他證人轉述，而考量其他證人與是否盡告知義務有利害關
係，難期其他證人若未向原告告知注射系爭肉毒桿菌素之
風險，會如實告知證人熊女請確認正確性，是證人熊女士
此部分證述尚難採信。

另考據證人權女士證詞：醫美診所係在門診治療
前，就會由諮詢師做一個療程的解說，風險也是由諮詢師
告知，到門診的時候就已經在作治療了，護理師的部分係
診療過後的衛教，張醫師通常都會再跟病患說一次治療風
險，施打肉毒桿菌素時，會說明動態紋，還有可能會壓眉
或抬眉之風險，但沒聽過張醫師告知病患臉部下半部注射
肉毒桿菌素之風險，因為臉部下半部通常不會有什麼風
險。已經忘記原告第一次門診之情況等語，互核證人權女
士證詞及原告施打系爭肉毒桿菌素部位為咀嚼肌、額
肌、下巴及外側闊頸肌，除額紋外均屬臉部下半部，無從
認定張醫師業已告知原告注射系爭肉毒桿菌素有可能發生
局部肌肉痙攣症等併發症及危險。

再佐以證人即原告前男友謝先生證述：共同被告並未告知原告注射系爭肉毒桿菌素之風險，僅有跟原告閒聊有多少cc數，這次用完，下次有多少優惠等語（見本院卷二第50頁反面-51頁正面），益徵張醫師或醫美診所並未告知原告注射系爭肉毒桿菌素之併發症及風險。

法院認定：

原告於105年12月12日至醫美診所，由診所受僱張醫師為其注射肉毒桿菌素，張醫師之醫療行為並無疏失，堪以認定。惟注射前未讓原告簽立書面同意書，經張醫師、共同被告及證人等人所自承在卷，已難認張〇〇已盡告知說明之義務，且違反告知說明之義務，與原告發生系爭傷害之結果間，具有因果關係。

律師提醒

臺灣新北地方法院101年度醫字第19號民事判決見解認為，「醫療行為有足以造成身體發生不可逆轉之重大危險之可能性，例如死亡或感官功能之喪失等，故有加以事先說明與告知之必要，然其他程度不等之副作用，則以倘經說明或告知，則病患有拒絕醫療之可能者始屬之。又醫師是否已盡告知義務，自應由醫師負舉證責任。」

　　醫療紛爭經常遇到醫療行為並無違反醫療常規，然而醫師及醫院卻無法證明自身已盡到告知義務，因此建議在執行醫療行為前，可以安排護理師在診間一同聽取醫師進行告知義務之程序，可於往後訴訟過程中為醫師作證，若擔心於醫療糾紛發生時該護理師已離職，亦得以於告知義務進行時，採取錄影錄音的方式，而此種方式因適用於事後醫療糾紛的訴訟攻防上，屬於合理正當之行為，也不會觸犯刑法妨害秘密罪。

除了提出風險告知書與手術同意書，還有什麼方法可以證明已善盡告知責任？

　　小美至醫美診所進行自體脂肪移植、隆鼻等醫療美容手術，並由李醫師擔任施行手術的醫師。本來以為李醫師是整形外科主治醫師，診療經驗豐富，但在手術前李醫師卻沒有提起手術會面臨的風險，也沒有考慮到將微晶瓷施打在滿佈微血管的鼻梁上時，可能錯手將微晶瓷注入血管，竟疏於注意，導致錯誤醫療判斷，在小美進行手術實施全身麻醉後，過失將微晶瓷注入她眼周的微血管，使她無法及時反應。等到小美自麻醉中甦醒後，發覺眼周疼痛不止，將視力模糊的現象告知診所醫護人員，但未獲立即送醫治療，直至小美表示疼痛未有減緩，才被送往鄰近的眼科診所就診，但因無法有效治療，再轉診至成大醫院。之後，小美到臺大醫院檢查，發現左眼視網膜血管阻塞、右眼疑似前部缺血性神經病變，以致現存左眼裸視視力最佳矯正後僅為0.01，右眼下方部分視野缺損、左眼全視野缺損。

　　除了請病患簽署醫療風險告知書及施作手術同意書外，還有哪些方法能夠證明醫療機構或醫師已盡到告知義務？

臺灣臺南地方法院105年度醫字第3號民事判決

以證人證詞方式：

　　證人李醫師到庭具結證稱：原告於手術約一個星期前有先諮詢，當時問了包含雙眼皮、隆鼻等很多項，6月26日諮詢時說她在年輕時候鼻子有打過不知名東西，我有用觸診方式去確認鼻子確實有外來物在裡面，原告說她對高度不滿意，所以想要再墊高一點，也說她陸續在其他診所也有打過微晶瓷或玻尿酸之類的東西，她想說可不可以把鼻子裡面的東西拿掉，然後換一個手術方式隆鼻，當時我解釋說可能會拿的不乾淨，有可能會產生凹凸不平整，或是在拿取過程中皮膚會壞死，所以不建議作鼻子。也有說原告鼻子現在有異物在裡面，如果現在再打進去，風險比較高，輕一點可能感染、或是皮膚壞死，更嚴重的話可能會造成血管栓塞。因為擔心，所以原告於6月26日當時就放棄隆鼻，後來就針對陰道整形與抽脂重要部分作一點告知及說明。之後隔了約一個星期，手術當日（即7月4日）按約定時間進行手術，當天便依諮詢內容進行陰道成形與自體脂肪手術，護士給與衛教，然後簽同意書。原告簽完同意書後有一些疑慮，我在診所大廳向原告再解釋一次當日進行手術之內容與流程，原告還是說對鼻子高度不滿意，還是想要打，當時我真的建議原告不要作隆鼻，但

為了醫病和諧，且原告說她之前在別的診所有打過微晶瓷或是玻尿酸，所以在勉強的情況下才進行施打。

證人蔡○○，陪同原告於102年6月26日至診所進行第一次門診，雖到庭結證稱該日門診諮詢時李醫師即已同意為原告施打微晶瓷隆鼻手術等語，惟其與原告為朋友、同事關係，且諮詢迄今已逾4年，經本院訊問該日情節，多以忘記、不記得予以回應，並對原告於該日有無進行手術，證稱：忘記了，應該是沒有一語，核與該日原告有施打肉毒桿菌之情形有異，並與上開未經變造、剪接，具有客觀性之錄影內容有別，顯然證人蔡○○前揭證述內容不僅與本院勘驗之錄影內容互有矛盾之情，亦難排除其因情感因素而偏利於原告為證述及記憶模糊之疑，無從逕採而為原告有利之認定。

以勘驗光碟方式：

原告於「102年7月4日」至診所接受手術，於進行手術、全身麻醉「前」與李醫師在診所接待大廳會談，經本院勘驗上開期日側錄光碟之部分檔案。上開側錄之光碟檔案內容，未經變造或剪接，乃客觀呈現當時2人對話之情狀，並無摻諸偏利於一造之人為情感因素，且其內容與李○○上開證述之情節互核相符，可見被告抗辯李醫師於原告諮詢及手術前均拒絕為其施打微晶瓷，係因原告一再

要求方予施打之事實，應較與客觀事實相符，堪可憑採。

法院認定：

　　李醫師為原告執行微晶瓷隆鼻手術前，雖未經原告簽具同意書，惟依調查證據結果，應認李○○於原告諮詢時，已告知該手術可能之風險性，並經原告知悉，且該手術之醫療行為，未違反醫療常規及無過失行為存在，被告無需因其為李醫師之僱用人而負連帶賠償責任，亦無因欠缺善良管理人之注意義務而需負債務不履行之責。從而，原告依侵權行為及債務不履行規定，請求被告給付醫療費、工作收入損失、勞動能力減損及精神慰撫金合計600萬元，及自起訴狀繕本送達翌日起至清償日止，按週年利率百分之5計算之利息，為無理由，應予駁回。

律師建議

　　目前最常見的方式是簽署書面資料，但告知義務並非要式行為，不一定要有書面，法律課與醫療機構及醫師告知義務，目的是在保障病患自主權，因此以證人方式，如護理師、病患家屬在旁等方式亦能夠證明醫師或醫療機構有盡到告知義務，最好的方式就是取得病患同意，錄影錄音，如此既能讓病患及其家屬保存影片，遇有忘記手術資訊時，可以拿出來反覆聆聽，更重要是能避免後續醫療訴訟等問題。

醫療糾紛

醫美診所應如何注意有無違法風險？

　　愛美的楊小姐經由郝醫師以手術及注射方式，將玻尿酸施打於乳房、下巴、臉頰、淚溝、鼻子及顴骨等部位，約莫兩個月，因感覺乳房出現硬塊，便前往該診所回診，郝醫師向楊小姐說，上次手術中製作容納玻尿酸的袋子太小，只要再度施行調整手術將袋子擴大一點即可。楊小姐不疑有他，又由郝醫師擔任手術醫師，以外科手術方式，對前次乳房施打所稱玻尿酸部位施行調整手術，然而，該調整手術過後，楊小姐身體其他部位間歇出現疼痛、腫脹及硬塊等情形，後來發現郝醫師所注入的填充物竟然是衛福部公布違法禁用的填充物，而從媒體報導上更發現，原來受害者眾多，並非單一個案。

　　實施手術前，醫美診所應如何注意有無違法風險？一般人

又如何避開不良的黑心診所？

臺灣高等法院臺中分院105年度醫上字第5號判決

臺北榮民總醫院鑑定：

　　1.右臉頰皮下4×2及3×3公分硬塊、左臉頰皮下2.5×1.5公分硬塊、及下巴3×2公分硬塊；鼻頭凹陷變形；雙乳觸痛及不對稱（右乳大於左乳）。乳房超音波檢查發現：雙側乳腺後方存有低超音波物質，符合異物注射後。依病患病史診斷，可為填充物皮下及乳房注射後異物肉芽腫。

　　2.病患臉部及乳房異物肉芽腫，對病患之身體、健康可能造成之具體危害或不良影響包括：腫塊，外型異常，皮膚感覺異常，乳房痛，乳腺痛，感染，及發炎。臉部及乳房異物可以用手術方式移除，但手術並不一定能將異物移除乾淨，且手術移除異物可能造成顏面神經受損，臉部及乳房變形及缺損，嚴重者需要手術重建。現今醫療技術無法完全清除臉部及乳房異物肉芽腫。

法院因而認定：

　　1.被上訴人之臉部及乳房經上訴人注射含聚丙烯醯胺之物質後發生異物肉芽腫之症狀，其左右臉頰、下巴目前

尚存有病變之硬塊，且鼻頭及乳房亦有異狀，故被上訴人之臉部及乳房因遭上訴人注射含聚丙烯醯胺之物質而受有損害，且迄今仍持續病變中。

2.上訴人注射含聚丙烯醯胺之物質於被上訴人之臉部及乳房後，確實造成被上訴人身體、健康各種損害，且以目前醫學水準，難以透過手術將被上訴人體內之聚丙烯醯胺完全清除乾淨，造成被上訴人須反覆接受清除異物手術。又手術移除異物時有可能造成顏面神經受損、臉部及乳房變形及缺損，甚至有手術重建之必要，足見被上訴人日後就目前仍存之病變症狀仍有持續接受手術治療之必要，且有部分之異物無法透過手術移除。

3.綜上，診所賠償143萬

律師提醒

許多醫美診所為了節省成本、增加營收，竟以來路不明的原料作為手術之用，實在不該。律師建議，經營診所應秉持童叟無欺的態度做良心事業，若不清楚法令規範，可至衛福部或健保局官網做相關查詢，或詢問法律顧問，做進一步法規檢索，以確保將來不會產生相關糾紛。民眾亦得於手術同意前，先行詢問醫療機構手術原料為何，並進一步查詢相關資料來源。

法院會根據醫療鑑定結果裁決？

　　游小姐為了隆乳手術而到某醫美診所就診，先前她已經在該診所進行過二次自體脂肪注射移植的隆乳手術，術後卻不見有診所宣稱的效果，對這項手術已有些許疑慮，因此向櫃檯人員表示要做鹽水袋隆乳手術，但診所櫃檯人員仍不斷鼓吹游小姐做自體脂肪隆乳手術，除了手術比較不痛，也比較適合游小姐的體質。然而游小姐對王醫師的說明抱有疑慮，表示經過前兩次手術，擔心自己的大腿已經沒有足夠脂肪可供抽取。對於游小姐擔心脂肪不足的問題，王醫師並未用脂肪測量儀器詳細評估，僅用尺規在她大腿稍微測量一下，便說可以，並說如果大腿內側脂肪不足，會再抽取大腿後方靠近臀部處的脂肪，便馬上安排游小姐進行手術，自始至終從未向游小姐說明該手術的任何風險，導致游小姐在不了解這項隆乳手術可能產生何種後遺症的情況下，同意進行該手術。

　　未料手術進行時，王醫師才發現，即便抽取游小姐大腿外側及大腿後方靠近臀部處的脂肪後，仍不足以進行隆乳手術，便在未經游小姐同意的情況下（當時處於麻醉中），逕行在游小姐的大腿內側、外側、後方、腹股溝，甚至腹部等近三十處地方抽取脂肪，並分別注射250及150cc至游小姐的右側及左側乳房。手術結束完後，游小姐赫然發現大腿內外至腹部等處佈滿近三十處傷口，除此之外，左側乳房更有明顯腫脹跡象，手

33

術後當天開始發燒持續兩週，更因游小姐兩邊乳房大小不同，身材明顯變形，導致她無法正常工作、出門及生活。

手術一定有風險，然而，若風險不幸發生，是否一定能夠向醫院或醫師求償？又鑑定報告之結果，法院是否一定需要採納？

臺灣高等法院臺中分院104年度醫上易字第4號判決

醫審會鑑定認為：

1.「自體脂肪注射」對於胸部之適應有三大項：1、小胸症尋求隆乳者。2、先天性胸部異常。3、因胸部手術後之後天異常。自1980年代即有整形外科開始使用，至1990年代，美國醫師Sydney Coleman大力提倡，現在已為整形外科對胸部缺陷者之標準手術方法之一。以往之顧慮為脂肪注射可能會產生局部脂肪壞死、鈣化及囊腫之形成，可能導致乳癌診斷上之困擾，而延誤乳癌治療。然隨現代放射學診斷術之進步，辨讀錯誤之因素已不再存在，故目前隆乳豐胸之方法中，自體脂肪注射為一項合乎現代醫學之手術方法。

2.自體脂肪注射為侵入性手術之一，依醫療常規，應

簽手術同意書，同意書上應有疾病名稱、手術原因及手術方法，並記載此種手術可能會發生之併發症，由手術醫師於術前親自告知病人，並由醫師簽名負責，再由病人簽署表示知情同意。本案病歷紀錄中僅有療程同意書，其內容與醫療常規之手術同意書有相當大之落差。依本案自體脂肪移植手術紀錄，發現此手術使用Propofol，此屬中重度以上之鎮靜劑，依醫療常規，應有中重度鎮靜止痛同意書或麻醉同意書，其中需有擬麻醉之方式、醫師解釋之聲明及病人同意之聲明並親自簽署。被告欠缺手術同意書及麻醉同意書之部分，違反醫療常規。

彰化基督教醫院鑑定認為：

1.脂肪壞死的確可能產生鈣化固體病灶及囊腫病灶，但超音波影像學檢查並無法百分之百確定其病理成因，若要確診病人右乳房硬塊的成因是否因系爭手術植入之脂肪所致，必須進行病理切片。

2.本件病患之多發且散在性硬塊及囊腫，的確不容易治癒，目前可以考慮的治療方式有：1.局部切除多發性病灶，但術後會造成胸部外型改變。2.乳房全切除後，行果凍矽膠義乳袋或鹽水袋乳房重建，此重建方式在外觀上可以接近但無法回復原本正常胸型。前述兩種重建方式，目前之收費均約新臺幣16至25萬元（雙側）。

3.無法治癒或改善時，病患常有反覆疼痛、觸摸有硬塊、緊繃感，甚至會有反覆發炎感染、乳腺炎之症狀。

臺中榮民總醫院鑑定認為：

1.「自體脂肪隆乳」手術係抽取病患自身之脂肪注射於乳房內以達到隆乳豐胸之目的的手術，抽取脂肪時有可能造成出血、感染、脂肪栓塞，及抽取處凹陷不平之風險，脂肪注射部位亦有出血、感染等風險。「自體脂肪隆乳」手術併發症之風險包括感染、脂肪壞死、脂肪鈣化及持續腫脹，此外術後脂肪吸收比率不同亦可能造成凹陷，術後乳房大小不一之併發症。

2.根據本案附件病歷影本記載，病患於101年7月14日因左側乳房腫脹回診所抽吸之液體送檢為多重抗藥性表皮葡萄球菌感染，其感染源可能來自自體脂肪隆乳手術，細菌潛伏於所注射之脂肪組織進入人體繁衍分化到達致病濃度後，即爆發為感染化膿，此感染與病患於101年4月30日所接受之自體脂肪隆乳手術有相關。

3.病患於103年7月22日於本院接受右側乳房硬塊切片檢查，其病理報告為局部脂肪壞死及纖維化，脂肪壞死與纖維化乃自體脂肪移植隆乳所特有相關之併發症之一，與病患先前做過三次自體脂肪隆乳手術均有因果關係。

法院見解認為：

1.上訴人接受系爭手術後，右側乳房有固體硬塊及多處囊腫病灶硬塊，經其於103年7月22日於臺中榮總接受右側乳房硬塊切片檢查，其病理報告為局部脂肪壞死及纖維化，而該脂肪壞死與纖維化乃自體脂肪移植隆乳所特有相關之併發症之一，與病患先前做過三次自體脂肪隆乳手術均有因果關係；再參諸上訴人於本院自承其於100年3月29日及6月30日接受二次自體脂肪隆乳手術後，右側乳房已有一硬塊等語，並有回診紀錄在卷足參（見原審卷第136頁），足見上訴人前揭脂肪壞死及纖維化顯非全因系爭手術所致，前二次手術亦為該脂肪壞死及纖維化併發症發生之原因，亦堪認定。又前揭併發症，並非被上訴人施行手術時所能避免，且被上訴人施行手術時，亦無違反醫療常規，自難認被上訴人對前揭併發症之發生有何過失及歸責事由，故被上訴人就上訴人前揭併發症應負侵權行為或債務不履行之醫療行為責任，即屬無據。

2.上訴人雖另主張被上訴人僅告知抽取大腿內側脂肪，如有不足再抽取大腿後方靠臀部之脂肪，然於手術時，發現前揭部分脂肪不足，未經其同意即逕行對上訴人之大腿內側、外側、後方、腹股溝，甚至腹部等近30處地方抽取脂肪，造成上訴人大腿內外至腹部佈滿近30處傷口云云，惟審酌前揭臺中榮總鑑定意見：「自體脂肪隆

乳手術所抽取之脂肪需來自病患自身，欲達到豐胸隆乳之效果必須抽取足量之脂肪進行注射，因此常以大腿、臀部、小腹為主要脂肪抽取區，主治醫師告知病患之部位通常以此為準，有時在顧及抽取區平整為考量以多向位、多切口抽取，以避免凹凸不平或過度凹陷，原則上抽取脂肪的區域可由主治醫師依病人體態及身形，決定抽取部位。」本院認醫療機構或醫師雖負有告知義務，然於醫療行為時，仍應尊重並賦與醫師專業裁量權限，始能讓病患受到良好的診治，本件上訴人於系爭手術時要求右乳要多打脂肪等情，已有前揭自體脂肪移植術紀錄影本在卷足參（見原審卷第134頁），被上訴人於系爭手術時發現原預定抽取部位之脂肪不足，而繼續於其他部位抽取脂肪完成系爭手術，應屬符合上訴人要求所為之專業裁量行為，尚難認為未經上訴人同意即構成違法醫療行為，故上訴人主張被上訴人未經其同意在未告知部位抽取脂肪應屬不完全給付云云，於本件個案情形，本院認應尊重醫療專業之裁量判斷，不應認定屬於侵權行為或不完全給付，附此敘明。

3.被上訴人於103年10月14日向原審提出之該療程同意書雖有載明「101年4月30日」，然揆之〇〇診所於102年5月27日向臺中地檢署提出之該療程同意書並無「101年4月30日」文字（見本院病歷影本卷宗第26

頁），顯見該日期為相關人員事後所填載，並非上訴人簽名時所記載，則該療程同意書是否為系爭手術當日所簽名仍有疑問，揆之被上訴人並非常駐○○診所看診，則其於系爭手術前是否曾親自向上訴人履行告知義務，才由上訴人療程同意書上簽名，亦有疑義。況相較於前二次手術療程同意書，本次療程同意書僅有上訴人簽名，相關身分證號碼、住址、電話、日期等處均屬空白，上訴人尚且對療程同意書上免責內容註記文字表明不同意見，衡諸前揭情形，上訴人主張系爭手術前與上訴人接洽及溝通者，皆是○○診所之護理人員，被上訴人本人未於手術前對上訴人診治等情，於經驗法則上非無可能，故單憑該療程同意書及同意書內容，並無法證明被上訴人已履行告知義務。

　　4.綜上，法院是以醫師違反告知義務，判賠20萬。

律師提醒

　　自體脂肪隆乳的醫美類型中，最常見的就是隆乳後，雙側乳房有腫塊、硬塊、斑塊、結節等，輕則不時陣痛，重則惡化成乳癌，或是手術後發生乳房大小不一致之情形，又或是於抽脂部位（常見為肚子、手臂或大腿等地方）發生凹凸不平的狀況，不僅未達成醫美之目的，更嚴重影響美觀，因此唯有在手術前即謹慎評估，認真聽取醫師建議，做事前查詢工作，才能

降低風險，避免遭受突襲性的結果。

　　由上述案件可知，法院不必全然受到鑑定結果的拘束，縱使鑑定結果非常明確，法院若認為有更具說服力或更正當的理由，仍得以推翻鑑定結果之意見，做出相反的判斷。上開判決，法院並未採鑑定報告意見，認為醫師醫療行為有疏失，然而，卻以未盡告知義務為由，判決醫師須賠償游小姐，可見告知義務仍是醫療行為過程中的重中之重。

醫美結果不如預期，
診所應負賠償責任嗎？由誰判定？

　　張小姐因暴牙問題至某醫院看診，由該院醫師為其進行齒顎矯正的療程。然而療程結束後，張小姐卻認為自己的暴牙症狀並未改善，牙齒甚至比矯正前更外傾，所植牙齒植體偏斜，導致牙齦萎縮、牙根縮小、上下排牙齒咬合不正、咀嚼困難及顏面不對稱等症狀。張小姐不滿結果，認為醫院及醫生應該為以上醫療疏失負責（應負民法第184條第2項之侵權行為損害賠償責任）。

　　若購買並完成一系列醫美療程後，認為醫美效果與自己原本的預期仍有段落差，應由誰來判斷責任歸屬？

臺灣高等法院104年度醫上字第22號民事判決

醫審會鑑定：

　　以上訴人上顎正中門牙初診側顱X光片之影像分析，上訴人上顎正中門牙為113度，依醫療常規，就矯正醫學而言，上訴人非屬顯著齒性暴牙。上訴人經治療後，其101年11月7日上顎正中門牙與顱底角度為104度，以門牙術前與術後外翻角度相較，減少9度，已符合正常角

度，顯有改善，並無所謂外傾之情形，上訴人之牙齒傾斜
程度已達正常範圍之內，已無醫學定義之暴牙，足見上訴
人經進行齒顎矯正治療後，其牙齒已非醫學定義之暴
牙，亦無所謂較矯正前更為外傾之情形。又上訴人初診時
原本齒列不正，治療後，上、下顎齒列對咬情形良好，嘴
唇已可自然閉合，外觀無明顯之暴牙特徵，相較於治療
前，咬合情況更佳。

法院見解：

　　被上訴人為上訴人進行齒顎矯正治療，評估上訴人應
拔除右上顎第一小臼齒及第二小臼齒、左上顎第一小臼齒
及第一大臼齒、左下顎第二大臼齒等5顆壞牙齒，暨右下
顎第二小臼齒之健康牙齒，並於99年8月20日為上訴人
施行左上顎第一小臼齒植牙手術，於100年2月18日為上
訴人施行右上顎第一小臼齒、第一大臼齒植牙手術，暨為
上訴人製作矯正器裝置於牙齒，均為上訴人所知悉並同
意。醫師嗣要求修磨左右兩側正中門齒、側門齒等4顆健
康牙齒牙冠，因上訴人表示不同意，醫師即表示將中斷齒
顎矯正治療，亦為上訴人所是認。足徵陳○○對於上訴人
所為之各項處置均已告知說明，並於上訴人同意後始行為
之，上訴人嗣表示不同意陳○○修磨其左右兩側正中門
齒、側門齒等4顆健康牙齒牙冠，陳○○即中斷對上訴人

之治療，尊重上訴人之自主權，自未侵害上訴人之自主決定權。上訴人主張被上訴人未盡告知說明義務，侵害其醫療自主權，應無可採。

綜上，基於上述理由，判決張小姐敗訴。

律師建議

在一般情形下，因為法院並不具有醫療專業背景，因此對於醫療糾紛，醫師、醫院是否有符合醫療常規，或對於醫療結果風險判斷等事項，皆會委由專業單位如醫審會、專業醫療機構做鑑定，雖如上一則案例一樣，鑑定結果未必會拘束法院之認定，但法院在通常請況下，還是會採用專業鑑定的結果，畢竟法院還是會偏向聽取具有專業之人所做出的專業判斷。

也因為如此，當一般民眾在醫美療程結束後，認為效果與原本預期有段落差，甚至還造成自己有其他傷害，建議可以先行前往具有醫療中小或地區醫院規模的醫療機構做初步診斷，先評估傷痛怎麼來的，再估算若重建或修復身體傷害應該有多少花費，這樣在日後訴訟中會節省不少麻煩。

如何判斷醫師有無失職或醫療疏失？

　　L小姐至牙科就診，醫師告知，她有蛀牙必須拔掉，否則會影響周邊的牙齒。當時L小姐並沒有任何牙痛症狀，也沒發現齲齒，這輩子從來沒有拔過牙，也不曾有牙痛經驗，但因為醫師勸說必須切除右下第三大臼齒，並一再保證拔牙手術絕無問題，L小姐才聽從醫師建議，在數日後進行右下第三大臼齒切除手術。手術過程雖有打麻藥，但L小姐仍疼痛難忍、幾近昏厥，醫師也沒有因為L小姐的反應而暫停手術，仍堅持繼續拔牙。隔週，L小姐回診拆線後，即使按時服用醫師開立的藥物，仍因拔牙傷口及整個臉部、舌部疼痛不已，且臉部腫脹狀況亦未消除、舌頭知覺失調，嚴重影響作息，無法正常飲食、難以成眠。而醫師只是持續告知，術後疼痛三到六個月是正常現象。拔牙手術後，L小姐牙口劇痛，後來又回診了三次，且持續服用同一位醫師開立的藥物，期間診療紀錄僅記載「牙齦發炎」，相較於同時期，L小姐到亞東醫院的診療紀錄顯示她已產生舌部麻痺，診所醫師竟避重就輕，僅記載牙齦發炎。

　　要受有何種損害才能提起民事訴訟，請求損害賠償？

新北地方法院107年度板醫簡字第7號民事判決

醫審會鑑定結果：

1.因下齒槽神經為感覺與運動混合神經，以感覺為主，掌管下顎牙齒、黏膜、骨膜、臉頰、下嘴唇的感覺，並支配下顎舌骨肌（mylohyoid）及二腹肌前腹（anterior belly of digastric muslce）之動作。故神經是否受傷之判斷，主要依病人之主觀描述，目前並無科學儀器可以檢測。

2.疼痛為病人之主觀感覺，因依目前醫學技術，尚無科學儀器可檢驗，故上開醫院之病歷紀錄，皆依病人主訴疼痛而記載。

法院見解：

原告主訴之「味覺失調」、「右側舌神經」、「右下顎齒槽神經痛」之疼痛範圍，符合部分下齒槽神經與舌神經支配之感覺區域，然依現今醫學技術，尚無科學上方法判定下齒槽神經是否有損傷。雖目前醫學技術尚無科學儀器檢驗，然原告自105年11月24日至108年12月3日本案起訴止，陸續因右臉疼痛麻木、右側舌神經痛、右下齒齦疼痛腫脹而至亞東醫院、北醫、臺大醫院求診，求診次數高達26次，堪認原告於105年11月後迄今，確受有右側味

覺失調及右下齒顎槽神經疼痛等症狀。而造成原告「味覺失調」、「右側舌神經」、「右下顎齒槽神經痛」等症狀之原因多端，雖難以認定原告上開症狀係因自身疾病所致，然亦難以認定係因被告為其施行系爭拔牙手術所致，是原告主張其右下顎齒槽神經痛與系爭拔牙手術間存有相當因果關係，尚無積極證據足以證明兩者間具有因果關係，原告之主張即非有據，不能准許。

律師建議

在治療過程中，因為醫師沒有在病患疼痛時出現，便被許多患者認為醫師失職；或在治療或手術結束後，傷口仍十分疼痛，就認為醫師有醫療疏失，但疼痛屬於主觀層面問題，所以在確認自己有沒有受到傷害時，應該要有一個能證明佐證的第三方專業機關來認定，通常可以去其他醫療機構請醫師開立診斷證明，證實自己因醫療行為而受有傷害。

醫療疏失都是醫師診治時
態度輕率所造成的？

　　林太太在家不慎跌倒，至某醫院，由該院何醫師進行診療及醫療處置，縫合左足皮瓣裂傷共七針。但在治療過程中，林太太看到何醫師離開自己的床位三次，並在手術中接聽電話，縫合時感覺有點草率。之後林太太回診四次，由另一位曾醫師診療，診治期間，林太太向曾醫師說明自己傷口持續疼痛。之後林太太便轉診至長庚醫院，而長庚醫院發現林太太左足皮瓣裂傷之傷口已潰爛、嚴重發炎，有蔓延的危險，經林太太及家屬同意後，進行外科手術，切除她的左足無名趾，半個月後又再切除左足中趾，及為傷口清創手術。林太太在手術後越想越不對勁，認為原診療醫院及所屬的何醫師及曾醫師有醫療疏失，且忽略自己為長年罹患糖尿病患者，更有輕率進行診治的行為，造成自己受有切除左足中趾、無名趾之損害及精神上之痛苦，因此控告該醫院、何醫師、曾醫師。

　　醫師的診斷過程讓病患覺得很草率、感受不到溫暖，病患的感受與醫療疏失間是否有必然關係？

臺灣高雄地方法院100年度雄簡字第799號民事判決

醫審會鑑定報告認為：

1.何醫師於急診進行處置及縫合裂傷口之方式，依病歷及圖片說明，其處置及手術方式，包括注射破傷風類毒素、足部X光攝影檢查、會診骨科、手術採用清創縫合處置（4.5及1.5公分）之Y型傷口及安排後續門診追蹤。整體而言，符合一般醫療常規，尚未發現有疏失之處。

2.何醫師於急診病歷中有記載病人有糖尿病之病史達10多年，且以口服藥物控制。因此，應無疏忽病人有糖尿病之情事。

3.倘何醫師於診療中離開病人床位三次，並接聽電話之行為，並無限制，其行為是否適當，應依當時具體情況而定。

4.曾醫師於98年3月7日診視病人，除換藥外，並給予cefa zolin 1gm之靜脈注射治療，亦記載病人有糖尿病史及出現蜂窩性組織炎，並清除壞死組織，故應無忽略糖尿病史之情事，其處置符合一般醫療常規，尚未發現有疏失之處。

5.病人左足部第三、四趾間有Y型撕裂傷合併左足第四趾骨折，表示左足第三、四趾間軟組織嚴重壓傷。嗣後

該處軟組織壞死及截肢等結果，係屬多重因素影響，且病程前後之變化亦極具關聯性，尤其需要血管繞行手術，始能解決左足傷口之問題時，表示未受傷前，可能源自病人既有糖尿病之周邊血管病變所致。因此，病人事後因而截肢之結果，實難斷定與何醫師急診過程中之處置或曾醫師之門診治療有關。

法院見解：

原告於參閱上開鑑定報告書後並未表示任何意見，亦未提出其他證據以實其說，自難認被告何○○對原告於急診過程中所為之處置或被告曾○○於門診時對原告之治療行為有何失當之處而具有過失，亦難遽認原告左足部中趾及無名趾遭切除之結果，與被告上開診療行為有關，故原告主張被告應連帶負侵權行為之損害賠償責任等節，尚屬無據。

律師建議

得知自己病情嚴重，或難以適應手術結果，許多病患會因而產生憤怒的情緒，此時，若沒有適當管道發洩，病患便會將憤怒的情緒發洩至醫療人員身上，開始回想自己在醫療過程中的各種不愉快，例如住院期間因麻藥退了身體痛，但醫療人員

卻姍姍來遲，或醫師於手術的結尾交由其他醫師做縫合等，都
會被當成遷怒的依據，然而，將憤怒情緒發洩在醫療人員身上
是沒有任何幫助的，醫療過程有無疏失並不是以病患主觀感受
來認定，因此，律師建議醫師在手術前，除了要不厭其煩、有
耐心地詳盡告知義務外，病患家屬也應該適時陪伴病患，藉由
親情及聆聽來撫平病患要接受自己生病的結果，如此才是緩和
醫病關係緊張的健康方式。

醫療疏失之認定

醫師不是神，
怎麼判斷處置符合醫療常規？

　　小強在學校接受疫苗注射，隔天開始出現因注射疫苗導致的腳底、腳踝及膝蓋等處皮膚紅疹等過敏免疫方面的臨床症狀。再之後又有高燒不退的情況，紅疹也已佈滿全身，便至醫院住院治療。後為進一步治療，轉診至某附醫住院治療，由林醫師診治，判斷是超級病原（super Ag）造成，又認為是皰疹病毒造成，以及骨髓炎等疾病。後來小強的病情仍未好轉，更出現血壓不穩、呼吸急促等症狀，小強的父母見兒子病情更加嚴重，遂自行轉往臺大醫院，並於當晚住進加護病房，臺大醫院住院期間，雖經多位醫師看診，小強仍發生腦幹出血情形，並因敗血症而不治死亡。

何謂醫療常規？又如何判斷醫療機構在實施醫療行為過程中有無過失？

臺灣臺中地方法院100年度醫字第32號民事判決

醫審會鑑定：

1.被告林醫師部分：免疫球蛋白（IVIG）之施打，除對特定之川崎症、自體免疫性血小板低下症、免疫功能缺乏症等，已證實為具有治療功效之疾病外，對病毒感染症之治療成效雖未有定論，仍為可考量之治療選項。

2.林醫師依病童之病情安排相關檢驗及治療處置，並給予抗生素及抗病毒劑治療，其選擇使用免疫球蛋白注射，尚未發現有疏失之處。

3.依醫療常規，病童於12月14日17：00後之表現為敗血性休克，林醫師會診感染專科醫師、更換超廣效抗生素、給予大量點滴輸注後反應不佳，始給予強心劑。林醫師對病童之診療處置，符合醫療常規，難謂有疏失之處。

4.依○○附醫病歷紀錄之住院過程，僅符合最新噬血症候群之臨床診斷條件2項（發燒超過7天及血清鐵蛋白大於500ng/ml），因此林醫師認為病童當時並無噬血症候

群，診斷符合醫療常規。

5.林醫師已於98年12月15日採檢送疾管局化驗罕見及非典型病原（包括微小B19病毒之PCR），惟未驗出，依醫療常規，林醫師對病童之診療已盡醫療上之注意，尚未發現有疏失之處。

臺大醫院醫師鑑定：

1.依臺大醫院病歷紀錄之住院過程，雖然血清鐵蛋白高達142874ng/ml，惟仍僅符合最新噬血症候群之臨床診斷條件2項（發燒超過7天及血清鐵蛋白大於500ng/ml），臺大醫院醫師為病童安排腹部電腦斷層掃描及超音波等檢查，結果均未發現脾臟腫大、血清之纖維凝血原亦在正常範圍、僅血紅素低於9g/D1，而未有嗜中性白血球＜1000/uL或血小板＜100000/uL。而單以血清鐵蛋白高達142874 ng/mL,然白血球仍高達31810/uL，且CRP高達9.35mg/dL，臨床上仍需排除是否為嚴重感染所引發之敗血症，否然貿然以噬血症候群治療（化學治療加上免疫抑制劑），可能會有以偏概全，陷病童於險境之狀況。

2.另原臺大醫院醫師要為病童安排第2次骨髓穿刺，以確認是否出現噬血現象，惟因家屬自動出院而未能執行。因此臺大醫院所屬醫師整體之診療過程，已盡診療上之注意，尚未發現有疏失之嫌。

法院見解：

1.醫療行為具有其特殊性，因治療方法之多樣化及各病患體質之差異，醫療行為者對病患之診斷及治療方法之認定，常有差異，然其選擇及判斷醫療方法時仍須符合一般醫學水準認為適當之醫療方法，即醫療行為人注意義務之內容，自須事後觀察該醫療行為人診治行為時必須具備之專業之醫學技術及知識為標準，易言之，在醫療領域中，對醫師之醫療行為的施作，應具其所屬職業通常所具之智識能力，即所謂「常規診療義務」；而侵權行為法之規範目的，在於合理分配損害，因此損失之認定應採客觀標準。就醫療事故而言，所謂醫療過失行為，係指行為人違反依其所屬職業，通常所應預見及預防侵害他人權利之行為義務。從而，行為人只要依循一般公認之臨床醫療行為準則，及正確地保持相當方式與程度之注意，即屬於已為應有之所有注意，而應認無過失。因醫學非萬能而有其極限，且醫療行為有其風險，併發症或後遺症，均非現代醫學科技所能完全免除。疾病症狀、治療效果亦因各個病人遺傳基因、身體狀況而異。因此，醫師之診斷、治療行為若係依照一般醫療常規進行合理之檢查、診斷與治療，即應認為無過失，而非要求醫師治療結果完全滿足病患之期待，忽略醫療本身之有限性與不確定性及某些病程演化之不可逆性（臺灣高等法院96年度醫上字第25號判

決、臺灣高等法院臺中分院99年度醫上字第7號判決意旨參照）。

2.是依前述規定及判例意旨之說明，本件原告應就被害人因被告醫師診療行為之醫療疏失而受有損害發生，及被告具有責任原因，並二者之間具有相當因果關係等有利於己之事實，負舉證之責任。

3.爰以上開鑑定結果判決原告敗訴。

律師建議

因為目前法院見解實務中，對於醫療機構的立場十分不友善，且現代社會醫病關係又時常處於緊張的狀態，因此建議醫療機構醫師不只可以在平常就經常性閱讀相關期刊文獻，獲知必要知識、了解醫療常規之運行，發生訴訟時，亦可以找尋相關案例，佐證自己在實施醫療過程與其他案例都是以相同程序來醫治，證明自己醫療過程符合醫療常規。

如何降低被判違反醫療常規的機率？

莊姓女律師因罹癌到臺大醫院治療，醫師評估後，決定停開標靶藥，向莊姓女律師注射「十三價肺炎鏈球菌疫苗」，不過最後莊姓女律師仍不幸離世。莊父認為臺大醫療判斷有疏失才導致女兒過世，向院方以及兩名醫師連帶求償五百萬元。

臺大醫院則抗辯，根據醫學臨床知識與臨床統計，多發性骨髓瘤目前仍是無法治癒的疾病，平均存活時間為三到四年，死者生前已是第三期，不論採標準療法，或以最強效治療高劑量化學治療合併自體造血幹細胞移植，治療效果可能也不顯著，且莊女於加護病房住院時病況惡化，主要是因為感染多重抗藥性鮑氏不動桿菌而引發敗血症，非感染肺炎雙球菌所致，足以證明該疫苗已對其發生保護效果。

要如何證明醫療行為符合醫療常規？

臺灣高等法院110年度醫上字第14號判決

臺灣高等法院認為，依「美國國家癌症資訊網」，建議多發性骨髓瘤病人考慮注射系爭疫苗，以預防肺炎鏈球菌感染之肺炎，依而莊女當時年齡為34歲，初次診斷為多發性骨髓瘤，經過賽得等抗癌藥物治療後，血液檢查結

果正常，經孫醫生評估符合加入系爭臨床實驗之納入與排除標準，莊女並簽署系爭同意書，過程亦依規定，故孫醫師為莊女注射系爭疫苗第一、二劑符合醫療常規。

律師提醒

　　法院認定臺大醫院兩名醫師未違反「醫療常規」而無醫療疏失，主要是因為醫生診斷行為有醫療數據、醫療期刊評估為依據，且考量當時的醫學知識，並無其他明顯更為適當的措施，因此律師建議，若醫師就重大疾病為診療、手術行為時，若能有相關醫學數據、臨床試驗為支撐背景，則將很有可能避免醫療行為被認定具有過失。

除了醫療常規，
可有其他判斷有無醫療疏失的依據？

　　沈姓男子赴美○診所進行健康檢查，X光檢查結果，記載「主動脈彎曲」，並未記載其他異常結果，後來沈男住院才查出胸部腫瘤已達7.4公分，沈男最後也因肺癌過世；家屬認為美○診所有疏失，向診所及兩名醫師求償。

　　診所方則抗辯沈男是轉移癌，既然是轉移癌，代表已屬癌症第四期，即使健檢能查出，也不影響沈男的存活率，又沈男就診時填寫最近並無咳嗽之情形，顯示病患並無所謂肺癌的徵兆，故其於健康檢查後產生的症狀與被告醫師所為的檢查間無因果關係。

　　判斷醫師有無過失，除了醫療常規之外，還有什麼準則可作為判斷的輔助依據？

臺灣臺北地方法院105年度醫字第17號判決參照

法院見解：

　　1.系爭X光片之穿透力足夠，顯足以供兩名醫師判讀出沈先生肺部有腫瘤之病灶，兩名醫師竟誤為正常之判讀及總結，不符當時之臨床醫療水準，可見其有未盡其醫療

職務上應具有之注意義務，渠等之醫療行為自有過失甚明。

2.和信醫院鑑定意見認肺腺瘤的doubling time（體積倍增時間）在所有肺癌中不是屬於速度慢的。非小細胞肺癌含腺癌的體積倍增時間可以從30天到180天視惡性度而不等；因此，肺腺瘤從無到7.4公分所需時間因人而異，而且非定速，需要前後兩次影像腫瘤大小變化加上時間差才能套用公式計算該時段的體積倍增時間。是以雖無法於事後由沈男在長庚醫院之檢查結果推估其於系爭健康檢查時之病程期數及直接判斷是否為肺腺癌之異常，然系爭X光片顯示沈〇〇於系爭健康檢查時之胸部確有異常狀況，而依當時之臨床醫療水準，兩名醫師於判讀系爭X光片時，本應為不正常之判定及總結，其等竟誤判為正常，於系爭檢查報告中記載系爭X光片檢查無異常，沈男因上開誤判，以為系爭X光片檢查為正常，未能進一步接受檢查並及早把握治療時機，若非渠等之醫療過失，沈男必然會及早進一步檢查，不致迨至103年12月4日始前往長庚醫院門診，經胸部X光檢查發現右側肺門腫塊及肋膜積液，嗣住院安排於103年12月11日胸部電腦斷層掃描檢查始發覺有腫瘤合併肋膜積液，是兩名醫師就系爭X光片顯示不正常情形，錯誤判定為正常，自有醫療疏失，且渠等之醫療過失行為與沈男就其未能及早發現延誤就醫致

病程演進至肺腺癌分期第4期時始行治療，延誤治療先機致存活率降低，兩者間具有相當因果關係，應可認定。另被告為醫療機構及醫事專門人員，具有醫療專業知識上之優勢，竟就沈男於系爭健康檢查時，並未罹患肺部腫瘤或縱已罹腫瘤，但期數未早於長庚醫院檢查時之期數及兩者間不具有相當因果關係提出相關事證證明，故其空言否認，應屬無據。

3.沈男延誤治療先機致存活率降低與醫師判讀錯誤具因果關係，判兩名醫師應與診所應連帶賠償沈男遺孀共計300多萬元。

律師提醒

近來實務判定醫療行為是否有過失之標準，已非當然以醫療行為符合「醫療常規」就認為無過失，而是會輔以醫院及醫師的「醫療水準」，就所有相關情況綜合判斷，縱使符合醫療常規，在醫院規模能力及醫師專業智識的程度下，若未有符合相當之醫療水準，仍有可能被法院認為有過失，也就是應以診療當時的醫學知識，審酌病人的病情、醫療行為的價值與風險，及避免損害發生的成本暨醫院層級等因素，綜合判斷而為適當之醫療，才稱得上符合醫療水準而無過失，就本件之情形，雖然病人就診時填寫最近並無咳嗽的情形，醫師仍應進一

步以自身的醫學知識，就病人的情況進行診斷、觀察，不能單純只以病人的供述就做出判斷，且相同規模的醫院都能檢測出病患病情，因此本件被告顯然未符合提供該有的醫療水準，須負賠償責任。

病患不具醫療知識，也要負舉證責任嗎？

　　小安至診所進行雷射近視手術，不料手術過後，雙眼視力逐漸模糊，產生圓椎角膜情形，小安至馬偕醫院求診，經鄭醫師建議，以配戴硬式隱形眼鏡的方式矯正，配戴一段時日後，因角膜外推無法繼續配戴，只好先後接受右眼、左眼的角膜移植手術。小安遍詢圓錐角膜形成的原因，得知絕大多數都是因為雷射近視手術前未預留空間，造成矯正過度，角膜削太薄所致，且小安至診所就診當天就進行手術，並不是等一星期複診後再判斷是否適合接受手術，因此小安認為該診所的醫療行為明顯不具備當時醫療水準，而有醫療疏失，也很難認定診所已盡善良管理人的注意義務，此外，小安就診時，診所並沒有告知雷射近視手術的可能風險，使得小安無法在手術前進行合理評估，與律師商量後，律師認為該診所的行為已構成侵權行為，亦屬不完全給付，爰依民法第184條第1項前段、第191條之3、第227條、第227條之1規定，請求診所負損害賠償責任。

　　發生醫療疏失時，應由何人負舉證責任？又應如何證明？

臺灣高等法院103年度醫上更一字第1號判決

法院見解：

1.醫療行為具有相當專業性，醫病雙方在專業知識及證據掌握上並不對等者，應適用前開但書規定，衡量如由病患舉證有顯失公平之情形，減輕其舉證責任，以資衡平。若病患就醫療行為有診斷或治療錯誤之瑕疵存在，證明至使法院之心證度達到降低後之證明度，獲得該待證事實為真實之確信，即應認其盡到舉證責任（最高法院103年度台上字第1311號裁判意旨參照）。就醫療糾紛而言，一般人對醫學知識之認知遠不及醫師，況病歷資料由醫師記載，並由醫院保管（此參醫療法第67條第2項、第70條第1項規定自明），在醫師施行雷射近視手術之情形，關於術前檢查報告之解讀、醫師施行手術期間之狀況，病人自無從知悉，是在此種證據幾由醫師掌握，資訊顯不相當之情況，若由病人負擔醫師有無過失之舉證責任，對病人而言，自係顯失公平，揆諸上開說明，應減輕病人之舉證責任，始符公平。

2.醫療機構之病歷，應指定適當場所及人員保管，並至少保存7年；醫療機構應依其診治之病人要求，提供病歷複製本，必要時提供中文病歷摘要，不得無故拖延或拒絕；醫療法第70條第1項前段、第71條前段分別定有明

文；準此，醫療機構之病歷設有保存期限之規定，病人得於病歷保存期限內，依上開規定隨時向醫療機構請求調閱。而被告診所未依規定擅自銷毀原告病歷，違反醫療法第70條第1項規定為由，遭臺北市政府衛生局科處罰鍰1萬元等節，有臺北市政府衛生局行政處分書、調查紀錄表、原告填載之消費爭議申請資料表可稽，足見系爭手術病歷資料，未逾保存期限（最後一次就診日期為90年11月2日，故該等病歷資料應至少保存至97年11月2日）即遭○○眼科診所銷毀，而系爭手術病歷既經被告診所違法銷毀，倘令原告應提出系爭手術病歷以證明被告施行系爭手術具有醫療過失，實屬過苛而顯失公平，揆諸前開說明，自應由被告就其醫療行為並無過失乙節盡其舉證責任，始為合理。

3.臺北榮總函覆：依據馬偕醫院病歷記載，原告於雷射手術後角膜剩餘厚度有不足之嫌，而此厚度測量非雷射手術即測量的測定質，因缺乏原始病歷比對，無從判斷被告是否有疏失等語（見原審醫字卷（一）第205頁）。依上說明，關於被告施行系爭手術是否預留足夠之角膜基質厚度，均因欠缺系爭手術病歷資料而無法判斷，惟系爭手術病歷係經○○眼科診所違法銷毀（見上開五、（三）），揆諸首開舉證責任分配意旨（見上開五、（二）），應由被告就其施行系爭手術時保留之角膜基質厚度足夠乙節，盡

其舉證責任。惟被告就此部分事實，迄未舉證證明，揆諸首開說明，應認原告主張被告於施行系爭手術當時，並未保留足夠之角膜基質厚度乙節，堪為可採。

4.被告應賠償原告新臺幣310,010元。

律師建議

一般民事訴訟上，原告需要負已舉證責任，而依訴訟上當有明顯證據偏在情況或涉及重大公共利益如公害案件等時，法院會為了要減輕原告的舉證責任，而將原告所提出之證據以較為寬鬆的密度來認定事實，或者讓證據偏在優勢的一方提出相關證據資料，甚至有時會直接將舉證責任倒置，讓被告舉證。

雖然在醫療糾紛上並不是每個情況都須由醫療機構負舉證責任，但在特定案件類型中，若病患能證明自己受有損害，且該損害並非一般醫療過程會出現的損害時，法院會認定要由醫院負起舉證自己無醫療疏失的責任，也就是醫院要舉證自己符合醫療常規，或已盡到醫療水準。

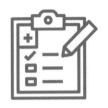

醫療行為造成之損害

受到醫療損害，可以要求哪些損害賠償？

　　B某受僱於某綜合醫院，擔任婦產科主任；陳太太自懷孕起，便陸續前往該醫院門診及產前檢查，都由B醫師看診，並依其指示做定期觀察及檢驗，B醫師均稱檢查結果一切正常。產前，陳太太在該醫院接受超音波掃描檢查後，B醫師告知陳先生，胎兒體重為三千五百公克，陳先生馬上提醒B醫師：「我太太這次懷孕，肚子看起來比上一次懷孕還大，上一次胎兒的體重就有四千一百五十公克。」不料B醫師並沒有注意到這番言論，等陳太太生下孩子，體重達四千四百五十公克，與他產前的預判竟有九百五十公克的誤差。醫學上通常將超過四千公克的胎兒歸類為「巨嬰」，孕婦於分娩時有發生「肩難產」的高度危險性，必要時應採剖腹生產，以避免肩難產造成的重大

危險；然而B醫師對胎兒體重有嚴重誤判，擅自決定予以自然生產後，於接生時因胎兒身體過大難以完全娩出，又沒有召集小兒科、外科等醫師從旁協助，即強行將該嬰兒拉出，導致陳太太生下嬰孩受有左臂臂神經叢損傷，左手臂遺存顯著運動障害的重大傷害。

　　醫療過程造成的損害，可以請求那些損害賠償？

臺灣高等法院臺中分院94年度醫上字第3號判決

醫審會鑑定意見：

　　臂神經叢主要為支配上肢的肌肉運動，如果麻痺會引起上肢的無法運動……如果胎兒在子宮內受到擠壓也會產生先天性的臂神經叢麻痺，例如剖婦產的小孩子有時候也會一出生就有臂神經叢麻痺……胎兒超過4500公克的，經由產檢超音波檢查診斷率17%。所以結論是要預估胎兒過大，有時候並不是那麼的容易，所以很多小孩子肩難產，還有出生時的外傷確實是不能避免的。如果為了預防胎兒過大的難產而來進行所謂的預防性剖腹產手術，每一個超過4000公克以上的胎兒都要做剖腹產，大概要多做一千個剖腹產手術才能預防一個臂神經叢麻痺的病人，所耗費的金錢、人力、物力是非常龐大的……從上述的文獻

報告可以指出，臨床上要來完全避免胎兒過大導致肩難產所引起的臂神經叢麻痺是無法避免的，因此○醫師已盡到對病人診療應注意之事項，並沒有發現有任何疏失之處。

法院見解：

本件肩難產現象係自然生產中所發生，依目前醫療水準，肩難產之發生係不可預測，亦非被上訴人○○○依其產檢資料所能預知，是被上訴人○○○於上訴人發生肩難產時，依其所學醫學上之處理方式施以醫療行為，難謂其醫療有何不當或過失，致上訴人所受之臂神經叢傷害究為先天或後天，在目前醫學界既屬無法區分，自難因有肩難產之發生即認係被上訴人○○○處理肩難產不當所致，是自難認被上訴人○○○有侵害上訴人權利之行為，而應就上訴人臂神經叢之傷害負損害賠償責任。被上訴人○○○既無須對上訴人負損害賠償責任，依前開法條規定及說明，其僱用人○綜合醫院即無需依民法第188條規定負僱用人之連帶賠償責任。是上訴人主張被上訴人應依前開法條規定賠償，自無可採。

律師建議

　　依民法216條之規定，損害賠償可以分為積極損害與消極損害，因此若在醫療糾紛上要請求損害賠償，最常見的項目就是身體損傷回復的金額、造成勞動力減損的程度、增加生活所需的費用以及精神慰撫金。

醫療機構不可不知的法律風險

手術失敗，可能被求償多少精神慰撫金？

　　小健至楊醫師開設的診所掛號，向該診所員工陳護理長洽詢近視矯正手術問題，經來診所支援的張醫師評估後，便即由張醫師替小健進行近視雷射矯正手術，而畢業於臺中某中學夜間部美工科的陳護理長則協助張醫師一同執行手術，當時陳護理長不具有任何護理師證照，卻仍在診所做手術術前各項醫學檢驗及衛教、協助醫師執行眼睛雷射手術、術後衛教、各項換藥與照顧屬護理人員的工作，顯然已經違反護理工作所採證照制度的規定。診所負責人楊醫師知道陳護理長不具相關證照，卻仍聘用她進行各項醫學檢驗及衛教，也大有問題。術後一段時間，小健發現自己視力不均，並有嚴重衰退現象，認為手術失敗，不符合當初承諾的療效，後來至三軍總醫院眼睛專科診斷，確定視力嚴重衰退，心情大受影響，是否可以要求楊醫師、張醫師、陳護理長賠償精神損害撫慰金？

　　法律僅有規定可以請求損害賠償，然而究竟精神慰撫金可以怎麼請求？請求多少才算適當？又在時間多久以前應該提告？

70

臺灣臺北地方法院106年度醫字第47號民事判決

法院見解

1.依原告所提之國防醫學院三軍總醫院附設民眾診療服務處，105年8月17日診斷證明書，雖記載原告有「雙眼近視及散光」等情，為經本院發函詢問三軍總醫院原告於該院眼科門診就診是否曾主訴或確診其因曾接受眼科雷射而有不適或後遺症之情形，三軍總醫院於106年12月7日函覆本院稱依原告之病歷紀錄無記載相關事項，其病歷記錄眼睛角膜有接受過近視手術的痕跡，無其他發現，此有三軍總醫院106年12月7日函文在卷可參，故本件原告尚未提出積極足夠之證據可資證明其因接受系爭手術導致其視力衰弱退化等情為真。

2.又本件原告在被告楊醫師所經營之診所接受被告張醫師執行系爭手術，至原告起訴依侵權行為之法律關係請求被告負損害賠償責任時即106年6月13日（見桃園地院卷第2頁收狀戳），已逾10年，且原告稱其知悉病歷資料遭外流、視力衰退未符合當初診所承諾之療效及被告陳護理長沒有護理師資格等情事，至本件原告起訴依侵權行為之法律關係請求被告負損害賠償責任時即106年6月13日（見桃園地院卷第2頁收狀戳），亦均已逾2年，則揆諸首揭法條意旨，被告抗辯縱使本件被告有侵權行為，然本

件原告對被告等因侵權行為所生之損害賠償請求權，均已罹於消滅時效，應有理由，原告自不得依侵權行為損害賠償請求權，請求被告等負損害賠償責任。

3.原告之訴及假執行之聲請均駁回。訴訟費用由原告負擔。

律師建議

法院實務見解對於精神慰撫金的計算，通常都會衡酌雙方當時身分地位，諸如收入、工作等，以及受害人在過程中所受的痛苦，審酌慰撫金多寡，所以一般碰到侵權行為的案件時，不妨藉由檢索實務判決的方式，查詢有類似或相同情況的法律判決的慰撫金金額是多少，以免慰撫金金額請求過高，平白繳納多餘的裁判費。

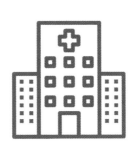

第二部

刑事責任

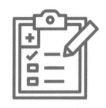

刑事上醫療疏失

出院時狀況良好，出院後驟逝，如何判斷為醫療疏失？

小君為求瘦身，於某日到醫美診所接受抽脂手術，負責手術的劉醫師在告知小君手術風險後，即進行麻醉及手術，抽取總計1250cc的脂肪。

手術歷經一個多小時完成後，劉醫師詢問小君身體有無不適，小君表示無不適後，便讓小君自行搭乘計程車回家。

返家約莫三個小時後，小君即因喘不過氣、全身冰冷而撥打一一九求救，不幸的是，小君最後仍搶救無效而死亡。

請問劉醫師僅詢問小君身體情況即任其離開診所，是否符合醫療常規？又應否承擔過失致死罪之刑責呢？

最高法院107年度台上字第4259號刑事判決、臺灣高等法院高雄分院106年度醫上訴字第4號刑事判決

法院見解

按刑法第276條第2項之業務過失致人於死罪，除從事業務之人於業務上違反注意義務外，尚須被害人之死亡結果，與行為人違反注意義務之行為（包含作為與不作為）之間，有相當因果關係或客觀可歸責性，始能成立。而為使醫事人員醫療責任之判定明確化及合理化，107年1月24日修正公布之醫療法第82條第3、4項規定：「醫事人員執行醫療業務因過失致病人死傷，以違反醫療上必要之注意義務且逾越合理臨床專業裁量所致者為限，負刑事責任。」「前二項注意義務之違反及臨床專業裁量之範圍，應以該醫療領域當時當地之醫療常規、醫療水準、醫療設施、工作條件及緊急迫切等客觀情況為斷。」是以，醫事人員執行醫療業務因過失致病人死傷者，除其違反注意義務之行為與死傷結果之發生間，須有相當因果關係，尚須以該醫療領域當時當地之醫療常規、醫療水準、醫療設施、工作條件及緊急迫切等客觀情況為依據，判斷醫事人員所為，是否違反醫療上必要之注意義務且逾越合理臨床專業裁量。本件原判決認定上訴人

對林〇君以靜脈注射異丙酚方式為超音波溶脂手術，手術結束後之術後照護具體內容暨目的為何，迭據衛生福利部、中華民國美容醫學醫學會、臺灣整形外科醫學會各於醫審會鑑定書或相關函文中闡述明確，顯見依現時臺灣就類此超音波溶脂手術之醫療常規、醫療水準與〇〇診所之醫療設施等客觀情況，以靜脈注射異丙酚方式為麻醉而執行之溶脂手術，於術後應將病人留置在恢復室，以監測其體溫、呼吸、心跳、血壓、血氧濃度等生命徵象及甦醒程度，藉以觀察病人術後恢復情況，且須確認病人之意識完全清醒、生命徵象穩定後，方可令其離去，否則即無從因應病人之後可能發生之低血氧、呼吸停止等情形。而上訴人身為〇〇診所之負責醫師，並以從事整型美容、溶脂等醫療手術為業，對於上開術後照護內容知之甚明，並負有此等術後觀察照護義務。然上訴人於術後並未親自或指示護理人員確實記錄據以動態比對方式，對林〇君進行生命徵象之監測，僅以林〇君於術後一時於外觀上可見之自行穿衣、步行下樓、對談，且自認身體並無不舒服等表象，遽為林〇君生命徵象穩定及意識清醒之判斷，而令其自行離去了事，未盡術後必要之觀察、監測義務，以致未能及時發現林〇君之生命徵象實際上仍未回復至穩定之狀態，進而針對各該監測項目給予相應之處置，或囑咐林〇君須就特定之病情、徵狀加以留意，並告知處理方式。從

而，上訴人確有上開未盡術後觀察、監測義務之疏失至明。而依鑑定人鄭○○於第一審證稱因抽脂手術而產生之心因性疾病此種併發症雖無法事先預防，但於發生當下應儘速急救、治療，且有此併發症發生並不一定會導致死亡之結果等語，堪認上訴人怠於善盡術後觀察、監測義務之行為，與林○君最終因心因性休克而死亡之結果間，具有相當之因果關係，原審論上訴人以業務過失致人於死罪責，並無適用法則不當之違誤。上訴意旨置原判決明白之論斷於不顧，猶執陳詞辯稱並無違反術後觀察照護義務云云，任意爭執，自非適法之上訴第三審理由。

律師提醒

　　醫療法在民國107年修法前並沒有對醫師因醫療行為所成立之刑事責任作特別規範，導致醫師可能因為擔心被告上法院，而無法盡心為病患診療。修法後則適當限制了醫師成立刑事責任之範圍。

　　現行醫療法第82條第3項、第4項規定：「醫事人員執行醫療業務因過失致病人死傷，以違反醫療上必要之注意義務且逾越合理臨床專業裁量所致者為限，負刑事責任。」「前二項注意義務之違反及臨床專業裁量之範圍，應以該醫療領域當時當地之醫療常規、醫療水準、醫療設施、工作條件及緊急迫切等

客觀情況為斷。」

　　因此，醫事人員在執行醫療業務因過失致病人死傷者，除其違反注意義務之行為與死傷結果之發生間，必須有相當因果關係，更應該以該醫療領域當時當地之醫療常規、醫療水準、醫療設施、工作條件及緊急迫切等客觀情況為依據，判斷醫事人員所為，是否違反醫療上必要之注意義務且逾越合理臨床專業裁量。

　　依據實務上醫療常規：「依醫療常規，手術結束後應於恢復室觀察其生命徵象及甦醒程度，一般觀察時間不定，需確定病人清醒及生命徵象穩定再行離院。」「麻醉完畢在恢復室之麻醉後照護常規：先給予病人氧氣，並持續監測病人之生命徵象是否正常，包括血壓、血氧濃度、心電圖，觀察病人術後恢復情況，直到意識完全清醒，生命徵象穩定，病人能夠自己下床走路，才能離開醫院或診所。」「若病患有接受全身氣體或靜脈麻醉，則術後應於恢復室觀察其生命徵象及甦醒程度，須確定病患清醒與生命跡象穩定。」「抽脂術後至離院前之觀察目的及時間，係為使抽脂術後的病人能自抽脂手術麻醉後狀態恢復，且生命徵象穩定。……本案病人於術中接受Propofol（異丙酚）麻醉，術後應在醫師監督下，由合格護理人員觀察及監控病人狀況，因為此次手術並非大量抽脂（抽出液未大於5000mL），不需觀察過夜，然病人仍須達到清醒且意識清楚，生命徵象（一般而言包括體溫、呼吸、心跳、血壓）穩定，始

可出院。若未能確實執行或省略此步驟，即無法因應治療病人可能發生之低體溫、低血壓、意識不佳發生意外、呼吸換氣功能不足而導致低血氧、呼吸停止等情形。」

　　本案例中，劉醫師所為明顯不符合麻醉及手術後所應遵行的步驟，即違反醫療上必要之注意義務且逾越合理臨床專業裁量，自應成立刑法上過失致死罪。

CPR做到一半緊急暫停也算過失？

毛毛為婦產科醫師，某日為病人阿品進行裝置子宮內避孕器手術，於手術完畢後，開始喚叫阿品，發現阿品無反應且血氧濃度、心跳、血壓各數值持續下降，毛毛遂為阿品進行CPR，同時另請護理人員撥打一一九呼救。

而聽聞救護人員到場後，毛毛即中斷施行CPR，前去帶領救護人員，待救護人員接手急救時，阿品已呈現未測得頸動脈脈搏、無意識的狀態，救護人員趕緊施以CPR、插管、施打強心劑、電擊及靜脈注射，後送往醫院急救，所幸恢復心跳、血壓，只是阿品已因腦部缺氧受有認知功能受損的普通傷害。

病人還沒搶救回來，醫師便中斷CPR的行為是否成立刑法第284條過失傷害罪？

臺灣高等法院104年度醫上易字第2號刑事判決

法院見解

被告為婦產科醫師，原應注意裝置子宮內避孕器之醫療行為，除經評估有特殊情況外，原則上不施行麻醉，如情況特殊施行麻醉，於病患因麻醉藥物所引起之呼吸抑制發生危急狀況時，應持續不間斷施作CPR，降低病患生

命、身體健康危難之發生，詎其於案發當日，疏未評估○品○有無特別情況而需施行麻醉之必要，即逕在○品○同意及○品○前於98年4月15日門診紀錄診斷為子宮腔內黏連之病史情況下，以靜脈注射方式，施打麻醉藥後，植入避孕器，嗣喚叫○品○，發現○品○無反應且血氧濃度、心跳、血壓各數值持續下降，雖對之進行CPR及另請護理人員賴○○撥打119呼救，然於○品○需持續不間斷施作CPR之際，疏未注意持續CPR施救至消防救護人員到場接手救護為止，除驟請○品○之夫李○○進入手術室，協助將○品○抬挪至恢復室地板而於此挪動○品○期間，中斷施行CPR外，嗣聽聞消防救護人員到場，更中斷施行CPR而至恢復室走廊帶領消防救護人員至恢復室，○品○經前揭消防救護人員接手急救時已呈現未測得頸動脈脈搏、無意識之狀態，後送往○○醫院急診後幸恢復心跳、血壓，惟○品○已因腦部缺氧受有認知功能受損之普通傷害，被告對於○品○之醫療行為確有疏失，且其疏失行為與○品○所受前揭傷害間亦有相當因果關係，灼然甚明，被告及其選任辯護人均辯以：被告沒有業務過失傷害云云，要屬卸責之詞，並不可採。

律師提醒

醫療行為具有其特殊性及專業性，醫師對於病患的診斷及治療方法，應符合醫療常規（即臨床上一般醫學水準者共同遵循之醫療方式），只要醫師以符合醫療常規的方式對病人進行診療行為，則其醫療行為即有盡到注意義務，得以主張在刑事責任上並無過失，而無須負刑事責任。

而醫療人員一旦開始為病患施行CPR後，即應持續不間斷，直至救護人員到場接手，方符合醫療常規。

本案中，由於在救護人員到場接手CPR前，毛毛即自行中斷CPR，明顯不符合醫療人員施行CPR不得中斷的醫療常規，自然沒有盡到注意義務而具有過失，應負刑法過失傷害罪嫌。

頭痛不能只醫頭，
醫師得幫患者留意有無其他病症？

　　六十六歲的三姑素來喜歡與鄰居六婆談天說地，因年事已高，故某日三姑自覺，若不好好保護牙齒，可能影響與六婆談天的效率，於是到「真善美牙醫診所」配置假牙並由曾善美牙醫師為三姑看診。醫師幫三姑擬定假牙製作治療計畫，隨後進行固定假牙之套戴。配戴假牙後，三姑感到舌頭不適而回診，曾醫師當天發現三姑舌頭左側下面潰瘍，即以優碘局部塗抹該患部。

　　四個月後，三姑又回診表示舌頭不適，曾醫師於病歷上記載「舌頭左下緣有潰瘍傷口」，並再度以優碘局部塗抹該患部，同時建議三姑尋求口腔顎面外科專科醫師診治。

　　之後三姑因牙齦腫脹、配戴活動假牙疼痛、舌頭疼痛而多次就醫，曾醫師除調整假牙外，僅以優碘局部塗敷牙床及其舌頭左下緣之潰瘍傷口。雖一度因為發現三姑舌頭左下潰瘍，建議三姑暫時不要配戴活動假牙，但未建議她盡速轉診至相關專科就診。

　　配置假牙後約九個月，三姑回診說舌頭更痛了，且舌頭左下潰瘍傷口沒有改善，曾醫師才在調整假牙後，將三姑轉診至某醫院口腔顎面外科，並接受舌部切片檢查手術，後續病理報告確診為舌癌第四期，並於隔月進行切除手術。

手術後，三姑舌頭僅剩下舌根部分，只能吃流質食物，味覺也幾乎喪失，最重要的是口齒不清，無法與人正常對談，自此三姑不能再和六婆談天說地，心生怨念。

牙醫師未能及時發現三姑可能患有舌癌，是否有過失？

臺灣高等法院臺中分院109年度醫上易字第743號刑事判決（摘要）

曾善美醫師過失傷害致人重傷罪，處有期徒刑參月。

本件前經醫事審議委員會鑑定，該委員會107年10月30日鑑定意見認：「一般口腔內之傷口，若移除外在刺激，超過2週仍未見改善，則有可能為具惡性潛力之病變，為避免貽誤病情，應建議轉診至相關專科就診，始符合醫療常規。雖依病歷紀錄，11月2日曾善美牙醫師曾建議三姑尋求口腔顎面外科專科醫師診治，惟後續三姑共8次就診期間，仍發現左側舌頭下緣部位潰瘍之存在，三姑並未轉診接受進一步之檢查，故曾善美牙醫師對三姑之處置，難謂符合一般醫療常規。」

曾醫師於偵訊時自承：105年11月2日伊有建議三姑去找口腔外科醫師，看看為什麼三姑對假牙裝置這麼敏感，但未積極建議三姑轉診，亦未告知此種潰瘍久久不癒

可能係癌化前兆等情，而僅係覺得三姑對假牙敏感「可能」可以去找口腔外科醫師就診，且其於該日之後又密集替三姑製作假牙達7次，卻未再建議三姑應前往大醫院就診，或有任何塗抹優碘以外之積極處置，顯見曾醫師是時並不認為三姑之情形有何需儘速前往大醫院就診之情形，自有疏失。故醫事審議委員會鑑定意見仍認定：「僅建議病人尋求口腔顎面外科醫師診治，並於後續病人共8次就診期間，未直接將病人轉診，難謂符合醫療常規及合理臨床專業裁量。」

律師提醒

醫療常規應以「該醫療領域當時當地的醫療常規、醫療水準、醫療設施、工作條件及緊急迫切等客觀情況為斷。」因此，醫事人員執行醫療業務，因過失致病人死傷者，除了醫事人員違反注意義務的行為，和導致病人死傷結果的發生，兩者之間必須有相當因果，還得要以該醫療領域當時當地之醫療常規、醫療水準、醫療設施、工作條件及緊急迫切等客觀情況為依據，判斷醫事人員所為，是否違反醫療上必要之注意義務且逾越合理臨床專業裁量。

另外提醒，當門診醫師發現有不尋常的病兆時，必須積極為病患轉診，即告訴病患該病兆可能產生的嚴重後果。

同時面對多個病患，一時未能注意，
出事了怎麼辦？

　　甲女為○○醫院之護理師，在該院血液透析室負責協助患者進行血液透析（即俗稱之洗腎）治療，為從事醫療業務之人。某天中午，A婦在其子B男的陪同下至○○醫院血液透析室，同日下午，由甲女在該血液透析室為A婦進行頸靜脈導管置入血液透析治療。

　　甲女明知A婦為失智老人，且罹有嚴重之冠心病，本應依醫囑執行，在血液透析過程中，確實監控A婦的生命跡象，並注意血液透析過程有無異狀，而依當時的情形，也沒有不能注意的狀況，不料甲女竟疏忽而未注意，以致透析用的血液迴路管回血端的藍色導管接頭因不明原因鬆脫。

　　血液迴路管回血端的藍色導管接頭鬆脫後，甲女仍毫無所悉，直到B男見母親臉色異常蒼白，告知甲女，甲女才前往處理，而A婦卻因該導管接頭鬆脫，而血液透析機器仍持續引血、回血之運作，導致A婦出現滲血情形，雖經急救，仍因低血容性休克、透析管線出血（滲血），而於同日晚間不治死亡。

　　從事醫療業務之人除了依照既定行規為醫療操作外，還需要注意什麼？

最高法院106年度台上字第1059號刑事判決（摘要）

主文：上訴駁回。

　　註：本案二審為臺灣高等法院高雄分院104年度醫上訴字第3號刑事判決，主文如下：

　　原判決撤銷。

　　甲女犯業務過失致人於死罪，處有期徒刑陸月，如易科罰金，以新臺幣壹仟元折算壹日。

理由

　　1.當日A婦頸靜脈處之藍色導管鬆脫，是否甲女疏未鎖緊所致？

　　2.最高法院至○○醫院勘驗時，經審判長當場測試與本件案發時同類型之血液透析用血液迴路導管，該導管插入（往）人體端後，如將旋轉式鎖頭鎖緊，縱使用力拉也無法脫落，有本院105年4月8日刑事勘驗筆錄在卷可憑（見本院卷一第218頁），足認該血液透析導管，如於銜接後已旋緊接頭，正常情況下，並不會因外力拉扯而有鬆脫情事。

　　3.據證人B男於原審證稱：「（問：裝置導管時是否由在庭甲女幫A婦裝置導管，然後與洗腎的機器連接？）

是的。」、「（問：甲女陳述有兩個導管，然後接上去，然後有接縫，所以導管是卡進去的，之後再鎖一鎖，是否如此？）是的。」「（問：所以你看到的只是卡住、鎖緊？）是的。」、「（問：打開機器在整個洗腎時，有無狀況或問題？）剛開始沒有。」等語（見原審卷一第258頁正、反面），明確表示甲女為A婦裝置導管時，確實有卡住、鎖緊。

4.酌以證人郭○緯於原審結證稱：「血液透析機主要是用壓力去做偵測，機臺要維持一個正常運作是壓力偵測要有，然後氣泡偵測要有，血液馬達要轉，然後再來就是所謂的透析液的溫度與濃度要達到一定的標準值，就可以進行透析。」、「（問：若藍端的管線有脫落沒有接上去，管線裡面的壓力是否會一樣？）是指連一開始就沒有接上，或是指只有接上才脫落？（問：第一種狀況是一開始沒有接好、沒有接上，第二種狀況是接上以後脫落，這兩種狀況是否有不同？）不同，因為一開始沒有接上，其實壓力就不太會上去。（問：所以第一種狀況機器就不能運轉了？）是的，一開始要治療應該就沒有辦法了，就一定要接好、接上。」（見原審卷一第267頁反面、第271頁正面），亦表示於一開始，即須將血液透析所用之管線接好，否則會因壓力不足，以致血液透析機無法開始運作。

5.再酌以證人即○○醫院腎臟科主任方○章於原審亦結證稱：若是甲女沒有旋緊，不可能洗（腎）45分鐘這麼久等語（見原審卷二第6頁反面），則甲女當日確無未鎖緊A婦頸靜脈處之藍色導管之疏失，自堪認定。

6.雖當日A婦頸靜脈處之藍色導管鬆脫，並非因甲女疏未鎖緊所致，然甲女既身為為A婦進行頸靜脈導管置入血液透析治療之護理師，則其就A婦之死亡，是否有過失，自應予以審究。經查：

1.甲女領有血液透析護理人員證書，並依護理部行政作業規範，血液透析護理人員之工作內容包含於病人血液透析中，每小時及必要時測量生命徵象、透析狀況，提供護理指導及緊急處理，並執行醫囑。

2.證人陳○良亦於偵查中證稱：護理師是執行醫囑，並且監控病人的生命跡象等語。是以，依醫囑週全照料為血液透析之病患，並隨時監控其生命跡象，以保護病患之生命、身體、安全，為甲女應盡之義務，自堪認定。

3.本件案發當日，A婦所使用之血液透析機器有警報應響而未響之異常，惟依醫囑週全照料為血液透析之病患，並隨時監控其生命跡象，以保護病患之生命、身體、安全，為身為血液透析室護理師之甲女應盡之義務。甲女雖否認其有未善盡照護被害人之過失，並執上揭情詞為辯，惟查：

（1）甲女當日負責照顧B-53、B-55、B-57床病患，業已考量醫院評鑑標準之要求，且對病患配備有相關之生理監視設備，足以輔助護理人員隨時掌握各病患之狀況，始認被告斯時執行上開醫療業務時，已依〇〇醫院之規定，應得以照護各床病患。

（2）甲女雖已依〇〇醫院規定進行醫療業務，但此乃進行血液透析過程一般之規定，甲女於進行血液透析行為，仍應依其所照護病患之實際狀況，盡其義務，而非符合規定，即認其已盡照護義務，合先敘明。

（3）本案於102年8月19日13時許，病患施〇儒進入血液透析室，經分配於B-53床，同日13時40分，病患蕭〇凱進入血液透析室時，經分配於B-57床（即隔離室），其斯時有腹脹、嘔吐之情形，固堪認甲女當天須照顧含A婦在內之3名病患，且有病患蕭〇凱於隔離室內有待被告照料。

（4）惟案發當日A女係在B-55床進行血液透析，而該B-55號病床背面即是隔離室（設有窗戶），甲女亦自陳案發當日隔離室之窗簾有拉開，有前開本院105年4月8日勘驗筆錄及現場照片附卷可稽；證人陳〇良復證稱：A婦是特殊的病人，所以裝設心電圖、血壓計及洗腎機來監控，心電圖是每秒在量，血壓是5分鐘一次等語，足見縱使甲女於A婦發生異狀伊始，係在隔離室照料病患蕭〇

凱，其亦可藉由隔離室窗戶，隨時探知A婦現時狀況，於發生狀況時，亦得請同在血液透析室之其他護理人員協助。況且，A女因係特殊病人，故裝有心電圖、血壓計及血液透析機（洗腎機）加以監控，此為甲女為A婦進行血液透析時所明知，則甲女對之應特別注意，以防A婦於血液透析過程，因其特殊體質、狀況，而發生意外，此為領有血液透析證照之甲女所不得推諉為不知。

（5）又縱洗腎機斯時因有異常，以致未能發出警示，甲女亦非不得藉由心電圖、血壓計等其他醫療設備之輔助，查知A婦隨時之狀況，尚不得以其尚有其他病人待照顧，即可諉卸其對A婦照料之責。

（6）再者，甲女於證人B男發現被害人有異狀時，其係在A婦左邊之病床上（按指B-53床）檢查病人，當時尚與他人談笑，直至B男通知甲女，甲女始過來做處理等情，業經證人B男證陳在卷。酌以甲女於原審供陳：「證人B男所述他發現A婦的臉色蒼白時，我是在隔壁床，其實我是站在機器前面，我已經在處理A婦的問題了，而不是在處理隔壁床，病床是在這邊，證人B男是站在病床的右手邊，我是站在病床的左手邊的機器面前，我已經在處理病人的情況了。」等語，亦表示證人B男發現A婦臉色蒼白時，當時其在B-53床附近。本院復審酌證人B男雖係A婦之子，惟其就本案發生過程所為證述，並

非均不利於甲女，此觀之其亦為當日甲女有將導管卡住、鎖緊此有利甲女之陳述即明，可見證人B男並無誣陷甲女之意，且其陳述前後一致，是其首揭所述，自具相當之憑信性。反觀之甲女就B男發現A婦臉色異常時，其究身在何處，先係陳稱伊是在隔壁床，後又陳稱其實伊是站在A婦病床左手邊之機器前，有如前述，前後陳述，難認一致，由之益徵證人B男所述較為可採。

（7）再者，甲女身為為A婦進行頸靜脈導管置入血液透析治療之專業護理人員，雖不必於A婦整個血液透析過程，均須立於A婦病床邊照護，但其亦須隨時注意A婦血液透析之進行狀況，而非在A婦進行血液透析時，與其他人在其他病床前談笑。

4.A婦身上之Y字形導管與血液迴路管回血端之藍色導管接頭，雖非因甲女之過失未將之旋緊，然甲女於該導管鬆脫時，並無不能注意之情事，竟因疏未注意而不知該情，以致A婦仍持續進行血液透析，進而導致其因失血過多，引發低血容性休克之死亡結果，均如上述，則甲女之過失行為與A婦之死亡結果間，有相當因果關係，殆無疑義。

律師提醒

從事醫療業務之人除了依照既定行規為醫療操作外，還必須於整個醫療業務過程盡注意義務，不得僅因完成既定操作步驟後，即可認為無過失。

醫療人員執行業務時，就與其執行業務相關之重要事項，並未詳加注意，即有未善盡照護之過失。

病患自行掙脫約束帶，導致醫療管路脫落致死，護理師需負責任嗎？

　　阿鳳擔任醫院護理師，負責照護成先生及其他病患。為避免成先生因意識不清或躁動不安，自行拔除重要醫療管路，已由主治醫師醫囑給予雙手保護性約束。然而阿鳳卻未依照規定時間探望成先生，直到當日晚間十一點多，照服員至成先生病床前，發現病床床尾正下方地面有大量血跡，緊急通知阿鳳，阿鳳到病床前掀開成先生所蓋棉被，才發現他雙手棉布手腕式約束帶鬆脫，縫於右鼠膝部的雙腔導管脫落，病床上有大量血跡，隨即通知值班醫師前來急救，但成先生仍因大量出血導致低血容性休克致死。

　　假若成先生自行將導管拔除，致使他出血死亡，護理師阿鳳仍應負過失致死罪嫌嗎？

臺灣新竹地方法院110年度醫訴字第2號刑事判決

法院見解

　　主文：

　　○○鳳犯過失致人於死罪，處有期徒刑伍月，如易科罰金，以新臺幣壹仟元折算壹日。緩刑貳年。

事實：

……應注意至少每2小時移除手套活動手指，間隔30分鐘探視病人，評估病人的生理需求、呼吸型態與次數、肢體末稍循環情形及約束原因是否持續存在等（下稱○○醫院護理技術標準作業保護約束法步驟要點），且病人熟睡時，需隨時檢查雙腔導管是否有滑脫現象，而當時並無不能注意之情形，竟疏於注意，僅於108年1月25日晚間8時16分探視評估成○○身體狀況並記錄後，未依上開○○醫院護理技術標準作業保護約束法步驟要點執行探視評估成○○之身體狀況並隨時檢查雙腔導管是否有滑脫現象。至遲於同日晚間10時50分許，成○○之雙腔導管已脫落導致出血，血液已滴落至病床床尾正下方地面。迄於同日晚間11時16分許，安蒂至成○○病床前，發現病床床尾正下方地面有大量血跡，緊急通知○○鳳，○○鳳到病床前掀開成○○所蓋棉被，始發現成○○雙手棉布手腕式約束帶鬆脫，縫於右鼠膝部之雙腔導管脫落，其右手置於右鼠膝部處，並呈平躺姿勢，病床上有大量血跡，隨即通知值班醫師李○○（另由臺灣新竹地方檢察署檢察官為不起訴處分）前來急救，惟成○○仍於同日晚間11時50分許因右側腹股溝針孔處大量出血導致低血容性休克致死。

律師提醒

　　刑法上的過失犯，只要危害的發生，與行為人的過失行為，具有相當因果關係，即能成立，縱使被害人本身亦具有過失，而與行為人的過失，併合而為危害發生的原因時，仍不能阻卻行為人的犯罪責任。

　　本案中，假設成先生死亡的主因乃是由於他自行將導管拔除而出血，然而只要阿鳳按照規定時間定時探望成先生，即能避免成先生死亡的結果，因此阿鳳未依規定探視成先生的行為，與成先生死亡的結果間具有相當因果關係，仍成立過失致死罪嫌。

拿藥「五對」不可少，
藥劑師給藥不可不慎！

　　甲男是○○藥局負責人兼藥師。A女患有癲癇並長期在○○藥局依處方箋領藥服用，於是甲男事先將抗癲癇藥物，即帝拔癲腸溶錠、癲能停膠囊調劑（下稱前揭抗癲癇藥物）完成等候A女領取，待A女持醫師開立之慢性處方箋前往○○藥局領藥時，甲男基於藥師職責，在交付病患藥品時，應核對藥袋所載「病患姓名」、「藥物」、「劑量」、「服藥時間」及「服藥途徑」是否與病患出示處方箋記載相符（俗稱五對），然而，甲男竟未核對，逕自將事先調劑完成的病患B男處方用藥（降血糖、保肝等藥物）交予A女。

　　A女因僅服用領得的藥物，而未能按時服用原應服用的前揭抗癲癇藥物，致於隔月某時癲癇發作，經A女家屬送其至X醫院急救，經X醫院醫師診斷為重積性癲癇合併腦病變，致受有日常生活無法自理需全日專人照顧之重傷害。

　　藥師的行為是否有過失？但A女也沒有檢查藥物，是否影響藥師的責任認定？法院如何認定「A女若有服藥就不會重傷」此一假設性的因果關係？

臺灣橋頭地方法院111年度醫易字第1號刑事判決（摘要）

主文

甲男犯過失致重傷罪，處有期徒刑陸月，如易科罰金，以新臺幣壹仟元折算壹日。

理由

1.甲男就本件犯罪事實確有過失

（1）藥師交付藥劑時，應於包裝上記明「病患姓名」、「藥物」、「劑量」、「服藥時間」及「服藥途徑」等資訊，藥師法第19條定有明文。

（2）甲男既依法執行藥師職務對此自應知之甚稔，又案發時並無不能注意之情，竟發生誤將另一病患B男藥袋拿給A女之離譜情事，自屬重大過失無訛，前揭衛生福利部醫事審議委員會鑑定書亦同此認定。

（3）另行為人之過失，與被害人自己之過失，併合而為危害發生之原因時，雖不能阻卻其犯罪責任，但對於被害人之與有過失，究不能置而不論（最高法院79年台上字第2897號判決採同一見解），本案甲男雖錯拿他人藥袋予A女，然A女返家後亦未察覺同有過失，此部分由本院量刑時併予審酌，附此敘明。

2.甲男上開過失與Ａ女受重傷害間具有因果關係

（1）甲男主張給錯藥袋與Ａ女受有上開傷勢無因果關係，然審酌高雄市○○區衛生所醫師即證人林○鴻審理時證稱：Ａ女從102年至108年案發前都固定找伊看診，有心律不整、高血壓及癲癇等症狀，由伊開立治療上開症狀藥物，Ａ女均固定兩個月回診一次，這段時間癲癇發作數次，一次是病歷上有記載，另外幾次是Ａ女因工作中突然跌倒經同事送來衛生所，經伊研判是癲癇發作導致，Ａ女因癲癇發作兩次以上，伊建議她要一輩子吃藥控制；Ａ女的癲癇症狀屬於全般性發作類別下的失張力性，發作起來全身無力；本案中Ａ女28天沒有吃抗癲癇藥物，癲癇發作風險會上升，癲癇持續發作超過5分鐘或更久，或兩個發作期間沒有恢復，即可歸類為重積性癲癇，重積性癲癇持續發作一個小時以上就有可能造成腦病變等語明確，核與○○衛生所Ａ女病歷記載相符，綜此堪認Ａ女案發前多年持續就診並按時吃藥控制癲癇病症得宜，從102年至108年案發前癲癇僅發作數次，因甲男案發時給錯他人藥袋致Ａ女長達28天未能按時服用抗癲癇藥物，癲癇發作風險上升，終於108年9月15日前某時因失張力性癲癇發作，發生無意識及癱軟情形為家人於108年9月15日送醫，經診斷重積性癲癇合併腦病變，是甲男給錯藥袋此一行為造成Ａ女癲癇發作風險上升，屬製造法所不容許之

風險，且Ａ女果因上開風險而癲癇發作，因發作持續一段時間進一步成為重積性癲癇，再因而造成腦病變，上開風險最終實現，可認定甲男給錯藥袋與Ａ女受有上開傷勢間具有因果關係無訛，衛生福利部前揭鑑定書亦同此認定。

（2）另Ａ女本身有心律不整及高血壓病症，及108年9月15日急診送醫經診斷敗血症及泌尿道感染，此些病症固據證人林〇鴻證稱會增加Ａ女癲癇發作機率，然Ａ女多年就診吃藥控制癲癇病症得宜，已如前述，可知其心律不整及高血壓病症在按時吃抗癲癇藥物情況下，與癲癇發作關聯性極低；至急診當日Ａ女敗血症及泌尿道感染發生原因不明，何人應對此負責亦不明，即認上開症狀與被告給錯藥致Ａ女未能按時服用前揭抗癲癇藥同為癲癇發作風險上升原因，亦僅能認定兩者均與結果有因果關係，不會因有上開症狀即認甲男所為與Ａ女受傷結果間無因果關係。末以，因Ａ女癲癇發作屬失張力性，故〇〇醫院108年9月15日急診時未能第一時間發現，至同年月18日腦波檢查結果有癲癇樣放電波才確認後給予抗癲癇藥物治療，審酌〇〇醫院於急診第四日即給予Ａ女抗癲癇藥物治療，過程無延滯或明顯疏失之處，且投藥治療後Ａ女於翌（19）日病情明顯改善，再隔（20）日即轉至普通病房，堪認〇〇醫院未於急診當日即發現Ａ女癲癇發作並投

藥，難認係造成A女受有上開傷勢或傷勢加重之原因，亦即在甲男給錯藥與A女受有上開傷勢之因果關係認定上並無另有獨立危險介入，自難以○○醫院未於急診當日發現A女癲癇發作並投藥，率爾推論甲男上開過失行為與A女受重傷害之結果不具因果關係，是甲男上開主張即難謂可採。

律師提醒

藥劑師交付藥品給病患時，必須仔細核對健保卡人別與清點藥品內容。

藥劑師給錯藥袋之行為可能造成病患病徵發作風險上升，屬製造法所不容許之風險，若造成病患病變等傷害，容易被認定具有因果關係，不可不慎。

不知不覺誤觸法網

修改手術同意書可能有什麼後果？

阿文某日至眼科診所接受鄭醫師實施白內障手術時，簽立「手術同意書」，用以表示手術均由鄭醫師說明，並經阿文充分了解。

然而鄭醫師事後卻將手術同意書上的疾病名稱變造為「白內障（左）」、增填建議手術原因為「視力模糊（左）」，並於醫師之聲明「我已經盡量以病人所能了解之方式，解釋這項手術之相關資訊，特別是下列事項」部分增加勾選「需實施手術之原因、手術步驟與範圍、手術之風險及成功率、輸血之可能性」、「手術併發症及可能處理方式」、「不實施手術可能之後果及其他可替代之治療方式」、「預期手術後，可能出現之暫時或永久症狀」、「如另有手術相關說明資料，我並已交付病人」等

項目，及於「我已經給予病人充足時間，詢問下列有關本次手術的問題，並給予答覆：」項目中增填「散瞳約一小時等候，病人沒有再進一步詢問」等文字，用以表示鄭醫師為阿文實施手術之前，有進行上開告知義務。

請問醫師是否可以「事後」在手術同意書上加以「勾選」或「修改」嗎？

臺灣新北地方法院104年度簡上字第212號刑事判決

法院見解

被告對於上揭於告訴人簽署手術同意書之後，逕行在手術同意書上加註上揭文字而加以變造，復於偵查中向檢察官提出而行使等情，於本院準備程序、審理中坦承不諱（見本院104年7月13日準備程序筆錄第3頁、104年8月12日審判筆錄第6頁），核與被告於偵查中所為之供述（見103年度偵字第8286號卷第4、27頁）前後相符。

核被告所為，係犯刑法第216條、第210條之行使變造私文書罪。其於變造私文書後復持之行使，其變造之低度行為應為行使之高度行為所吸收，不另論罪。

律師提醒

　　為同時保障醫事人員與病人之權利，在手術前病人均需填寫一式兩份的手術同意書，一份由醫療機構保存，一份則由病人收執。

　　原則上應由醫師向病患本人逐項說明本次手術之相關資訊及風險，並回答病人的疑問，此為醫師應盡之義務，最後才由病人親自簽名。

　　因此，此手術同意書的簽署將可能免除醫療機構在手術過程出現不可測風險之相關責任，自然不能在簽署後任意修改，否則極有可能觸犯刑法第210條的變造私文書罪。

沒上班卻請領藥事服務費用
會有什麼問題？

　　林醫師為「幸福診所」的負責醫師，與健保署簽訂全民健康保險特約藥事服務機構合約，受託辦理全民健康保險醫療業務。然而，診所的王藥師有一段時間均未在「幸福診所」執行藥品調劑業務，但幸福診所的健保署申報給付費用之網路申報電磁紀錄上，卻仍記載王藥師在其缺席時段執行藥品調劑業務，林醫師並據此藥事服務紀錄向健保署申領有關王藥師的健保藥事服務費用。

　　林醫師這樣行為可能會觸犯哪些刑法？

臺灣高等法院高雄分院108年度上易字第383號刑事判決

法院見解

　　1.證人侯○○於原審審理中證稱：其係以王○○之進度表為據，於次月填載王○○上班時段，並藉以申報藥事服務費乙節，固與幸福診所有上述在王○○未上班或是準時下班時，仍以王○○名義申報當日或晚班藥事服務費之情相衝突，然此情之發生，未必是證人侯○○刻意造假所

致，蓋依吾人一般生活經驗，因侯○○並未仔細核對王○○上班時間，為圖便利而依其印象中之王○○平日上班情形，將之填入申報資料的班表中，亦非不可能之事，是已難遽認幸福診所人員有刻意登載不實而詐領藥事服務費情事。

2.退步言之，縱認幸福診所人員就上述情狀有刻意登載不實而申領藥事服務費之情，然依一般醫療實務，醫師於診所擔任者，主要係為病患提供診察或診療醫療服務，對於屬於後端藥事服務費申報部分，則非醫師所必然會經手之流程，是被告為幸福診所之醫師，其對於診所如何申報藥事服務費之運作，並無必然知悉之理。再者，證人侯○○於原審審理中證稱：我申報藥事服務費時不需要請示被告，因為只要每個月可以完成申報，可以列印的出來，我就直接在總表上蓋完大小印，再給被告簽名，倘若有任何問題，我會直接跟軟體公司的工程師聯絡並討論，被告看到的部分就是總表，總表上不會有申報藥事服務費之藥師姓名及病患對應明細等語（見原審卷（二）第352頁），佐以證人林○○於原審審理中亦證稱：申報藥事服務費軟體之排班登錄是跟申報人員說明等語（見原審卷（二）第304頁），稽之證人侯○○、林○○前開於原審證述內容，足見在申報藥事服務費過程中，被告並未指示或參與藥事服務費之申報，再佐以依「特約醫事服務機

構門診醫療服務點數申報總表」觀之，其上僅有所有案件之總點數，並無列出申報藥事服務費之明細（見原審卷（二）第409至411頁），益徵被告應無法知悉藥事服務費之實際申報內容為何，是被告所辯其並未要求侯○○如何申報藥事服務費，亦就申報過程並不知情等語，應屬可採。

3. 依據被告於原審審理時所述，幸福診所於案發時有2、3位醫師在看診，所內另有藥師、護理師、行政助理、櫃檯人員共10餘人，每月營收金額約為100萬左右等語（見原審卷（二）第560頁），可知該診所有相當之規模，而如前所述，本件幸福診所即令有公訴意旨所指之犯行，其數月之不法所得金額亦僅17,022元，此與其營業規模相比顯屬甚微；又如前所述，幸福診所於王○○未上班之日，而以其名義申報請領藥事服務費之日數為3日、於王○○工作時間未至晚診時間而以其名義申報藥事服務費之日數為4日，佔王○○案發期間在幸福診所工作日數之比例甚低。在上述情形下，被告是否會有動機指示幸福診所人員刻意登載不實而詐領藥事服務費？實甚有所疑，更徵被告所辯應屬可採。

4. 綜上所述，被告前開所辯，應屬可採，從而檢察官提出用以證明被告有行使業務上登載不實準文書及詐欺取財等犯行之證據資料，均無法採為認定被告犯罪之證

據。此外，復查無其他積極證據足資證明被告有上開行使
業務上登載不實準文書及詐欺取財等犯行，既不能證明被
告犯罪，應為無罪之諭知。

律師提醒

林醫師將不實記載之藥事服務紀錄向健保署申領費用之行
為將有可能成立行使業務上登載不實準文書罪、詐欺取財罪等
罪嫌。

然而在本案中，由於診所病患眾多，所內相關業務多以分
層負責之方式為之，幸福診所人員上班時段及費用申報之方
式，均係行政人員透過電腦系統處理，林醫師其實並不太清楚
申報過程之細節事項，卻仍遭檢察官以違反刑法第216條、第
215條、第220條第2項之行使業務上登載不實準文書罪及刑法
第339條第1項之詐欺取財罪起訴。

因此，身為診所的負責醫師，對於診所健保費用之申報還
是要多加留意及把關，雖然本案林醫師最終獲無罪判決，然而
案件既已起訴，仍有遭受有罪判決之風險，為避免此風險，縱
然費用申報已經由電腦系統處理，還是應該要謹慎行事，在申
報前多加確認。

取得國外學位，在臺行醫行不行？

在菲律賓的大學取得牙醫學位後，阿簡非常希望能在臺灣執行牙醫職務，卻遲遲無法取得臺灣的牙醫師資格。

於是，阿簡便向具有牙醫師資格的林醫師借用醫師執照，申請設立牙醫診所，並自行經營該診所。

試問阿簡及林醫師這樣的行為會觸犯什麼法律呢？

臺灣高等法院109年度醫上訴字第5號刑事判決

法院見解

醫師法第28條所謂之「醫療業務」，係指以治療、矯正或預防人體疾病、傷害、殘缺為目的，所為之診察、診斷及治療；或基於診察、診斷結果以治療為目的，所為處方、用藥、施術或處置等行為的全部或一部的總稱。又假牙製作過程之咬模、試模及安裝行為，均屬牙醫醫療行為，應由牙醫師或鑲牙生為之，或由領有衛福部核發之「齒模製造技術員登記證」者，依牙體技術師法第57條第1項規定於牙醫師或鑲牙生指示下為之。而被告未具牙醫師、實習醫師資格、牙體技術師（生）或齒模製造技術員任一資格等情，已如前述。是核被告就事實欄一所

為，係犯醫師法第28條前段之非法執行醫療業務罪、修
正前刑法第284條第2項前段業務過失傷害罪……

律師提醒

醫師法第28條規定：「未取得合法醫師資格，執行醫療業務，除有下列情形之一者外，處六個月以上五年以下有期徒刑，得併科新臺幣三十萬元以上一百五十萬元以下罰金……」

在沒有取得臺灣醫師資格前，依照醫師法第28條規定，除非符合特殊情形，否則是不能執行醫療業務的，即便是醫學院畢業的學生也不行。倘在未取得資格前就執行醫療業務，就屬於所謂的「密醫」，除了違反醫師法外，如果在醫療行為中造成病患死傷，更可能觸犯刑法第276條過失致死罪、第284條過失傷害罪。

至於將醫師執照借給阿簡使用的林醫師則會因違反醫師法第28條之4第4款：「醫師有下列情事之一者，處新臺幣十萬元以上五十萬元以下罰鍰，得併處限制執業範圍、停業處分一個月以上一年以下或廢止其執業執照；情節重大者，並得廢止其醫師證書：四、將醫師證書、專科醫師證書租借他人使用。」而遭到行政罰。

不稱醫師喊主任，
換個頭銜就有機會規避法律責任？

　　畢業於某知名醫藥大學的許言午，因家裡有年邁的母親需要供養，只好在尚未通過考試取得合法醫師執照前，先行至主打專門照顧失能者的懷寧醫院應徵「病歷記錄員」一職。吳口天醫師為該醫院的負責人兼院長。後來許言午通過吳口天院長面試，到該院任職。

　　不料吳口天院長為節省人事成本，命許言午對病患從事疾病之診察、診斷、開立醫囑單（即處方箋）、對病患進行傷口照護等醫療行為，而病患的護理紀錄單有記載「許醫師」、「Dr 許」等字，院內的護理人員、行政人員也都以為許言午是正式醫師。

　　某日，原本就在懷寧醫院任職、有察覺許言午異樣的資深闕醫師，看到新聞報導南部有一些醫院聘任不合法的醫事人員而被處罰，便鼓起勇氣向吳口天院長表示，許言午無醫生證照卻從事醫療行為，不可行！吳口天院長遂公告：往後於院內必須稱呼許言午醫師為「許言午主任」，是「許主任」，不是許醫師，卻沒有說明原因。

　　之後許言午一如既往地從事既有工作，但大家你一言我一語地稱呼許言午為「許主任」，許言午不覺沾沾自喜，主任主任主任！人人叫我主任！直到有一天，有不明人士匿名檢舉許

言午不是醫師，才曝光原來大家去懷寧醫院看的不是醫師，是主任。

改稱「主任」而非「醫師」，是否即可規避法律上的責任？吳口天院長是否亦有責任？

臺灣高等法院110年度醫上訴字第1號刑事判決（摘要）

主文

上訴駁回。

理由

1.被告吳口天、許言午所為，均係犯醫師法第28條前段之非法執行醫療業務罪。

2.按具備醫師資格者與不具醫師資格者共犯醫師法第28條之罪，應論以刑法第28條之共同正犯，然因該法條非屬因身分或特定關係而成立之犯罪，故醫師部分，不得適用刑法第31條第1項之規定（最高法院86年度台非字第262號判決、司法院87年3月12日87廳刑一字第04698號函要旨參照）。查具有醫師資格之被告吳口天聘僱未具醫師資格之被告許言午在懷寧醫院非法執行醫療業務，被告吳口天與被告許言午有犯意之聯絡與行為之分擔，應分

別論以共同正犯。

　　3.刑事法若干犯罪行為態樣，本質上原具有反覆、延續實行之特徵，立法時既予特別歸類，定為犯罪構成要件之行為要素，則行為人基於概括之犯意，在密切接近之一定時、地持續實行之複次行為，倘依社會通念，於客觀上認為符合一個反覆、延續性之行為觀念者，於刑法評價上，即應僅成立一罪。學理上所稱「集合犯」之職業性、營業性或收集性等具有重複特質之犯罪均屬之。而所謂之接續犯，係指數個在同時同地或密切接近之時地，侵害同一法益之行為，因各舉動之獨立性極為薄弱，社會通念認為無法強行分開，乃將之包括視為一個行為之接續進行，給予單純一罪之刑法評價。次按醫師法第28條所謂之「醫療業務」，係指以醫療行為為職業者而言，乃以延續之意思，反覆實行同種類之行為為目的之社會活動，當然包含多數之行為，是該條所謂之執行醫療業務，立法本旨即包含反覆、延續執行醫療行為之意，故縱多次為眾病患為醫療行為，雖於各次醫療行為完成時，即已構成犯罪，然於刑法評價上，則以論處單純一罪之集合犯為已足（最高法院100年度台上字第5169號判決意旨參照）。查被告吳口天於聘僱未取得合法醫師資格之許言午，在其擔任院長之懷寧醫院非法執行醫療業務迄查獲日止；被告許言午受僱在懷寧醫院非法執行醫療業務，均係以延續之意

思，反覆執行同種類之醫療行為，揆之上開說明，被告吳
口天、許言午均應論處單純一罪之集合犯，各僅成立一非
法執行醫療業務罪。

4.另醫師法第28條規定雖於105年11月30日修正公
布、同年12月2日施行，惟因被告吳口天、許言午本案所
為係屬集合犯之單純一罪，其等最後犯罪時間各為106年
2月17日查獲日、106年1月16日離職日，均係在上開規
定修正施行之後，應直接適用修正後之現行醫師法第28
條規定，並無新舊法比較問題，併予敘明。

5.原審以被告等罪證明確，適用醫師法第28條前
段，刑法第11條前段、第28條等規定，並審酌被告吳口
天為懷寧醫院之院長，卻聘僱未具醫師證照之被告許言午
於懷寧醫院非法從事開立醫囑、傷口照護及對病患實施中
央靜脈導管植入手術等醫療行為，破壞國家醫師專業制
度，對受診者之身體健康保障有莫大之危害，衡以病人入
住於醫療機構，當係身體十分不適，希冀獲得專業之治
療，被告吳口天身為院長，卻聘僱未具醫師資格之許言
午，破壞病人對於醫療機構之信任，顯然嚴重違反醫療機
構創設之宗旨，被告許言午明知其未具備醫師資格，卻為
自身之利益而從事開立醫囑、傷口照護等醫療行為，且被
告許言午於105年7月間，即因違反醫師法之案件，經臺
中地方檢察署偵辦在案，卻又於105年12月20日受僱於

懷寧醫院再度執行醫療行為，顯然仍未尊重每位病人受專業醫師治療之權利，兼衡被告等之智識程度、自述之家庭生活經濟狀況、犯罪動機、目的、手段及許言午之任職期間等一切情狀，就被告吳口天、許言午各量處有期徒刑1年10月、1年，核其認事用法、量刑均無不當，應予維持。

律師提醒

醫師法第28條規定，未取得合法醫師資格，執行醫療業務者，處六個月以上、五年以下有期徒刑，得併科新臺幣三十萬元以上、一百五十萬元以下罰金。也就是說，只有具有合法醫師資格，才可以從事看診、開立醫囑等醫療業務行為。此為實質認定，不能執行醫療業務就是不行，並不會因為業務上如何稱呼而改變，職稱並非認定是否違反醫師法第28條規定的標準。

雇用未具備合法醫師資格者來執行醫療業務，會破壞病人對於醫療機構的信任，顯然嚴重違反醫療機構創設之宗旨。雇用人與受雇人會成立違反醫師法第28條之共同正犯，不過雖於雇用期間多次從事違法醫療業務，但於刑法評價上，會被合併視為一個行為，而僅成立一個犯罪。

給個方便,非本人就診,
不看診只領藥行不行?

甲醫師為「甲精神科診所」的負責人兼執業醫師,診所另雇有乙藥師、丙行政人員及丁會計人員。

A夫B妻因疫情衝擊而失業,為求家庭溫飽,兩人共謀由B妻到「甲精神科診所」就醫,假稱其長期無法入睡,影響生活,請甲醫師開立管制藥品專用處方箋,領取管制藥品並販賣給需要的人,再將販售管制藥品的獲利貼補家用。

夫妻倆食髓知味,之後多次由A夫攜帶妻子親自簽立之「代領藥品切結書」及健保卡至「甲精神科診所」掛號,丙、丁見到A夫以妻子名義前來就診,仍受理掛號作業,並在B妻的病歷上以便條紙記載密語「DO藥」後交予甲醫師。

甲醫師見到「DO藥」一詞,有感疫情生活艱苦,便給苦難夫妻一個便利,略過問診,好讓B妻可以不用請假就順利領藥。

甲醫師每次皆開立與前次相同的管制藥品專用處方箋交予乙藥師,乙藥師也不多問,在「管制藥品專用處方箋」上之「配製調劑者發藥調劑者收費員」或「調劑人員專業證書字號及簽章」欄位蓋章後,未核對身分,任由A夫在管制藥品專用處方箋的「受領人簽名」欄位簽立B妻之姓名後,領藥回家。

之後診所分別再就B妻的就診資料,向健保署申請醫療費

用給付。

病人未親自到場，診所可否發給病人藥品？如不可，診所可能會有什麼法律責任？

臺灣彰化地方法院110年度訴字第759號刑事判決（摘要）

甲、乙、丙、丁醫師犯三人以上共同犯詐欺取財罪，皆緩刑伍年。

甲醫師明知未對B女診察，仍在「甲精神科診所病歷」登載不實之診斷，開立與前次相同之處方箋，並於其上蓋用「甲醫師」章戳，或開立「管制藥品專用處方箋」，交予乙藥師依處方箋所載之藥品名稱、總量調劑，並在「管制藥品專用處方箋」上之「配製調劑者發藥調劑者收費員」或「調劑人員專業證書字號及簽章」欄位，蓋用「乙藥師」之藥師章戳後，未經核對身分，任由A夫在上開管制藥品專用處方箋之「受領人簽名」欄位簽立B妻之姓名。

迨A夫持B妻健保卡領用藥品後，甲醫師、丙行政人員、丁會計人員再以該等不實就診資料，向健保署申請醫療費用給付，使不知情之健保署經辦核撥保險給付之公務員陷於錯誤，將B妻受領該次保險醫事服務機構提供診療

服務、支付藥品項目、數量之不實事項，登載於職務上所掌之健保署保險對象門診就醫紀錄明細表等公文書上，據以核付保險給付，並使Ａ夫獲得管制藥品之不法利益，而生損害於健保署及全體被保險人。

律師提醒

臺灣醫療體系尚未成熟時，時常發生病患不用到場即可領藥以圖便利之事，醫師略過望聞問切之流程，的確帶給人們普遍的方便，惟如此一來也使得居心不良之人利用健保領取管制藥品，造成管制藥品不易，甚至也使得醫師對於病患之診斷潦草，淪為一機械式流程，健保制度蕩然無存。

現行管制藥品管理條例第8條及第10條分別規定：「醫師、牙醫師使用第一級至第三級管制藥品，應開立管制藥品專用處方箋。」「醫師、牙醫師、藥師或藥劑生調製第一級至第三級管製藥品，非依醫師、牙醫師開立之管制藥品專用處方箋，不得為之。前項管制藥品，應由領受人憑身分證明簽名領受。」可知各醫療單位務必確實做到醫師看診、核對領受藥品人別之流程。

在接骨中藥房敷藥也算醫療行為？

甲男為「Y接骨中藥房」負責人，未依醫師法取得醫師資格並領得醫師證書，卻在Y接骨中藥房內執行醫療行為，以黃芩、黃連、黃蘗及大黃等中藥成分之藥粉，加入茶水調製成糊狀敷料後，為A男的腳踝外敷含有上開中藥成分的外敷料以減緩疼痛。

衛生局派員前往Y接骨中藥房查訪時，當場發現甲男為A男腳踝痛處敷抹上述含有中藥成分的外敷料而執行醫療行為，並收取新臺幣兩百元之費用。

醫療行為如何定義？甲男的行為是否屬醫療行為？

臺灣高等法院高雄分院112年度醫上訴字第1號刑事判決（摘要）

主文

上訴駁回。

甲男緩刑參年，並應接受法治教育課程參場次，且應於本判決確定之日起陸個月內向公庫支付新臺幣拾萬元，緩刑期間付保護管束。

理由

1. 依據甲男於原審供陳：我將黃芩、黃連、黃蘗及大黃等中藥粉，加入茶水調製成糊狀敷料，有舒緩局部疼痛的療效，它們是中藥粉，例如客人的腳踝有腫脹就可以敷，可以消腫及舒緩疼痛，只要身體局部有腫脹的情形都可以敷。通常是客人來跟我說哪個部位有腫脹，我會詢問客人一些問題，看腫脹的情形程度並詢問客人受傷多久、有無先照X光，看客人哪裡疼痛，我評估後再幫客人敷上開中藥敷料舒緩疼痛。案發當日A男確實有到接骨院，因為他腳踝部分局部腫脹，我有先幫他牽引矯正，也就是用我的手放在他的腳踝上面做牽引，這是一個手法，之後我詢問A男受傷多久，有無照X光，問他如何受傷，再幫他敷以上開敷料等情；可見甲男對該患者為敷以上開含有中藥成分之外敷料等處置行為，係為該病患腳踝痛處減緩疼痛，此顯與單純為他人「紓解筋骨、消除疲勞」而為整復推拿之民俗調理行為顯屬有別，是核其所為，自屬醫療行為無訛。

2. 另依據衛生福利部函覆原審表示：1.關於民間習用之青草泥、膏、液狀外敷料，係指用於紓解筋骨、消除疲勞為目的，以外敷為主之青草植物，又「青草」係為民間習用植物之一種通稱，由於地理環境等因素，各地均有區域性特別之民間習用植物，目前並無法定名稱或規範；惟

不得含有載於中華藥典、本草綱目及固有典籍等以治療疾病為目的之中藥、中藥材或方劑。又中藥粉倘若用於診斷、治療、減輕或預防人類疾病，應以中藥管理。2.復按醫師法第28條所稱之醫療業務，係指以醫療行為為職業而言，不問是主要業務或附屬業務，凡職業上予以機會，為非特定多數人所為之醫療行為均屬之。且醫療業務之認定，並不以收取報酬為其要件。又所稱醫療行為，係指以治療、矯正或預防人體疾病、傷害、殘缺為目的，所為之診察、診斷及治療；或基於診察、診斷結果以治療為目的，所為處方、用藥、施術或處置等行為全部或一部的總稱，如未具醫師資格者，倘以治療、矯正或預防人體疾病為目的所為措施，自應受醫師法第28條前段相繩。

3.而參之甲男本案所使用含有上開中藥成分之外敷料，顯非屬民間習用之青草泥、膏、液狀外敷料一情，應無疑義；而含有上開中藥成分之外敷料得用以減緩疼痛一節，亦為甲男自承在卷，則甲男為該病患腳踝痛處敷以用以減緩疼痛效果之含有中藥成分之外敷料，顯係以「治療」該病患腳踝痛處為目的，核以前揭函文意旨，足認甲男該等行為，已該當執行醫療業務之行為，要可認定。

4.甲男請求向衛生福利部函詢：是否有法令函示，禁止中藥商販賣中藥給消費者後，對消費者進行外敷行為；是否有禁止中藥商販賣中藥後，對消費者提問，不得

為任何表示之規範等情。惟本案認定甲男有醫療行為，係因甲男對患者問診後，因患者腳踝局部腫脹，甲男對其腳踝施予牽引矯正，復對該患者為敷以含有中藥成分之外敷料等處置行為，用以減緩病患腳踝疼痛之整體行為而認定，前已述明，甲男上開函詢係欲對行為予以切割詢問，未對甲男於本案整體行為結合觀察，是法院認上開請求，難為有利甲男之認定，自難准許。

律師提醒

所謂醫療行為，係指凡以治療、矯正或預防人體疾病、傷害、殘缺為目的，所為之診察、診斷及治療；或基於診察、診斷結果，以治療為目的，所為處方、用藥、施術或處置等行為之全部或一部的總稱。

接（整）骨師、推拿師對患者為敷以「含有中藥成分」之外敷料等處置行為，與單純為他人「紓解筋骨、消除疲勞」而為整復推拿之民俗調理行為顯屬有別，自屬醫療行為。

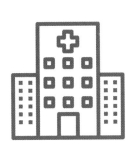

第三部

行政責任

醫美廣告誇大不實

反正是廣告，有部分療效就可以？

　　邱醫生於診所網頁上刊登「醫學美容」、「美白針」的廣告，內容包括：「……『美白針』的成分主要有幾大類：一、維它命：Vit.C、Vit.B1、Vit.B2、Vit.B3、Vit.B5、Vit.B6、Vit.B12、Biotin（生物素）……」「……所以建議大家選擇聲譽良好的醫師和診所，不要貪便宜，比價錢」「享受美白針為您帶來的丰采，讓邱醫師團隊為您實現吧」「美白針讓您夢想成真」等文字，除佐以照片顯示醫護人員為患者施打「美白針」及點滴的畫面外，並以表格一一列出美白針中之「美白成分」，另網頁末端有醫學美容的預約專線、門診掛號專線、門診時間及地址等資訊。

　　按醫療法第86條規定：「醫療廣告不得以下列方式為之：

一、假借他人名義為宣傳。二、利用出售或贈與醫療刊物為宣傳。三、以公開祖傳秘方或公開答問為宣傳。四、摘錄醫學刊物內容為宣傳。五、藉採訪或報導為宣傳。六、與違反前條規定內容之廣告聯合或並排為宣傳。七、以其他不正當方式為宣傳。」

醫美廣告若美白針成分非全部都有美白療效，是否屬誇大不實？

臺灣臺北地方法院103年度簡字第267號判決

原告診所網頁上刊登之上開醫療廣告，以表格臚列其美白針中之「美白成分」包括：維它命B1、B2、B3、B5、B6、B12、膽鹼、肌醇、鎂（Mg）、鈣（Ca）、鉀（K）、牛磺酸、甲硫胺酸、甘胺酸、半胱胺酸、乙醯半胱胺酸、甘草酸、硫辛酸、榖胱甘肽、銀杏、傳明酸，斷血炎。惟上開成分中，除甘草酸、硫辛酸及傳明酸有醫學文獻證實具美白療效外，其他成分均無美白作用，有中華民國美容醫學醫學會103年4月8日（103）美醫字00000000號函附卷可考，原告宣稱均屬「美白成分」，客觀上已有誇大醫療效能（即將不具美白療效之成分，宣稱為具美白療效）及無法證明廣告內容為真實（無醫學文獻證明各該成分具美白療效）之情，有使患者混淆誤認之

虞。被告認原告之醫療廣告有醫療法第86條第7款所定要件之事實，尚非無據。

律師提醒

在現行醫美廣告中，為了吸引民眾的眼球，經常會過度誇大醫療產品的療效，或是將產品成分皆描述成有助醫療效果，但若業主無法證明廣告內容為真實，恐被主管機關認定有使患者混淆誤認之虞，最後慘遭開罰。

律師建議，就醫美廣告之內容，事前一定要由專業醫療人士就產品成分之效果為分析，並委託律師就醫療法相關規定為事前審查，使廣告內容能「用字精確」，避免因模糊描述而遭主管機關裁罰。

廣告用詞一定要與衛福部核定產品仿單的刊載用語一致？

　　淨○時尚診所的負責醫師在診所臉書刊登「淨○時尚診所……Dr.徐○○雙眸晉升的翹楚……」「皮秒雷射可瞬間粉碎色素、比淨膚雷射更快更有效，減少熱傷害，感覺更舒適。刺青、色斑、老人斑、肝斑、曬斑、雀斑、凹疤通通OUT！一起來看看皮秒雷射到底有多神奇！！！」「童顏再現18800」「自然精緻美鼻只有埋線？沒錯！就是淨○超強埋線應用」「淨○醫美集團有『亞洲線王』之稱的周○○醫師」「Dr.陳○○『形體雕塑的佼佼者』」「搶先體驗童鈴拉提下巴出現了……」「超跑皮秒好神奇！！！極速改善肌膚問題……」等詞句之醫療廣告，引起愛美民眾關注。

　　按醫療法第86條規定：「醫療廣告不得以下列方式為之：一、假借他人名義為宣傳。二、利用出售或贈與醫療刊物為宣傳。三、以公開祖傳秘方或公開答問為宣傳。四、摘錄醫學刊物內容為宣傳。五、藉採訪或報導為宣傳。六、與違反前條規定內容之廣告聯合或並排為宣傳。七、以其他不正當方式為宣傳。」

　　假如醫美診所刊登廣告時，使用的廣告名詞並不是衛福部所核定產品仿單的刊載用語，算不算誇大不實？

臺灣臺中地方法院108年度簡字第96號行政判決

原告於廣告中宣稱：「皮秒雷射可瞬間粉碎色素、比淨膚雷射更快更有效，減少熱傷害，感覺更舒適。刺青、色斑、老人斑、肝斑、曬斑、雀斑、凹疤通通OUT！一起來看看皮秒雷射到底有多神奇！！！」等語。蓋因系爭廣告內容涉及雷射機器之操作，此部分具備高度科學技術與醫療經驗，並非消費者單純之主觀期待，更非商品行銷之形容用語，美容醫學之消費者宥於專業障礙，無從鑑別認知。因此，廣告內容之客觀敘述與完整揭露風險，至關重要！原告雖稱查該皮秒雷射儀器係「"廣特"探索皮秒雷射系統」（衛福部醫器輸字第028584號），其仿單記載皮秒雷射之適應症包含「良性色素病變」，而疤痕之形成即為周遭皮膚色素沉著，導致皮膚上出現明顯色塊，進而導致外觀不佳而對病患之心理健康及人際關係產生不良影響，而皮秒雷射儀器仿單記載之適應症包含色素性病變，故可去除皮膚色素沉著，進而改善疤痕對於皮膚外觀所生之不良影響等語。然查上述儀器之仿單記載為：「……產品用途……模式：QS,OP（1064nm）／適應症：血管性病變、良性色素病變、去除刺青、除毛；模式：QS,OP（532nm）／適應症：良性色素病變、去除刺青；模式：PT（1064nm）／適應症：血管性病變、良性

色素病變、除毛」，該仿單並無改善凹疤之內容。此部分廣告內容確有誇大不實，原告顯然係以他項醫療器材「舒顏萃植入劑Sculptra」（衛署醫器輸字第021227號）仿單所載「改善皮膚之凹陷」，嫁接在皮秒雷射適應症項下（本院卷第157-177頁），足認系爭廣告內容業已超出仿單記載，並且無法證明廣告內容為真實。此外，皮秒雷射系統之仿單中，另有關於禁忌症之記載，例如「包括草藥和自然療法之藥物／藥品可能導致光敏性」「受傷的皮膚」、「高曬黑肌膚」、「在患者的皮膚疤痕疙瘩有疤痕的更多的風險後的任何皮外傷，其中包括激光治療」等語，顯見上述皮秒雷射系統在使用上仍有相當風險與限制。然而上述廣告內容並無任何限制保留，亦未適當揭露風險，甚且宣稱「瞬間粉碎色素」「刺青、色斑、老人斑、肝斑、曬斑、雀斑、凹疤通通OUT！」等語，猶如「保證治療效果」之誇大不實用語。

律師提醒

上述案例，該廣告於內容中提及「改善凹疤」等療效，但仿單並無改善凹疤之內容，且廣告內容也沒有就仿單中皮秒雷射系統在使用上仍有相當風險加以描述，進而遭法院認定廣告有誇大不實，且未適當揭露風險。

律師建議，醫美診所刊登廣告之前，務必與仿單進行內容核對，千萬不能為了吸引民眾，而將非產品療效的名詞，置於廣告內容中，有時廣告內容越多，出錯機率也越高。

在購物台用「講」的
也會被判廣告誇大不實？

　　○麒公司透過兩家有線電視公司，分別在電視購物台刊播「韓國紐○○×隱形眼袋霜」的化粧品廣告，表示這款產品是「整型級」的、有「微整效果」，被人檢舉廣告誇大，○麒公司主張，他們只是針對有眼袋問題的民眾，提供醫學美容之外的另一種選擇。

　　按化粧品衛生管理條例第24條第1項規定：「化粧品不得於報紙、刊物、傳單、廣播、幻燈片、電影、電視及其他傳播工具登載或宣播猥褻、有傷風化或虛偽誇大之廣告。」

　　化粧品廣告提及產品能有「微整的效果」等字眼，是否屬於虛偽誇大之廣告？

臺灣新北地方法院108年度簡字第52號行政判決

　　系爭廣告內容以觀，其所使用之「整型級」、「緊緻拉提」、「幫你作微整的效果」、「快速緊緻撫平」（並未加註「僅能達到視覺效果」）、「只要30秒，你的眼袋就會消失」之用語，核與上開衛生福利部105年9月6日部授食字第0000000000號公告「化粧品得宣稱詞句例示及

不適當宣稱詞句例示」附表二：「化粧品不適當宣稱詞句例示一、涉及醫療效能（二）宣稱的內容易使消費者誤認該化粧品的效用具有醫療效果，或使人誤認是專門使用在特定疾病：2.化粧品不可能達到整型外科之效果，且不得涉及藥物效能，故廣告宣稱勿涉及相關文詞。例句：6.消除黑眼圈、熊貓眼（揮別熊貓眼）或泡泡眼（眼袋）、17.拉提、V臉／顏、塑臉／顏（彩粧後之效果除外，若為彩粧效果應加註「僅能達到視覺效果」）……三、不屬於化粧品效能之宣稱：21.粗大毛孔／凹洞／眼袋／黑眼圈／法紋／淚溝全部都消失。」相符；再者，「眼袋」乃係眼眶內脂肪突破限制而突出於眼眶外所形成，因此整型手術對眼袋問題之解決，就於其效果、維持性而言，自非化粧品所能企及，然就系爭廣告以觀，其宣稱：「等同在幫你割眼袋，打了玻尿酸，幫你作微整的效果」、「讓你不用動刀，1分鐘急救惱人眼袋」、「韓國最新科技，不用動刀，眼袋細紋輕輕一擦，30秒立即隱形」（見附表編號1、2）、「它是長期性的效果」、「但怎樣讓自己30秒像割了眼袋一樣」、「只擦一次，這塊平掉了，然後你看這邊，OMG，它是澎的」、「它整個快不見了」、「韓國最新科技，不用動刀，眼袋細紋輕輕一擦，30秒立即隱形」、「眼袋權威醫師共同作研發，你真的不用去割眼袋」、「但它同時幫你在做長期性的眼袋割除保養」（見附表編

號3）、「針對眼袋問題，傳統只能動手術，Nxxxxxx開發出震撼全球眼袋剋星×隱形霜，讓你不用動刀，1分鐘急救惱人眼袋」（見附表編號4、5）、「但請看到最新發明，以前彩妝沒有辦法處理眼袋的問題」、「針對眼袋問題，傳統只能動手術，Nxxxxxx開發出震撼全球眼袋剋星×隱形霜，讓你不用動刀，1分鐘急救惱人眼袋」（見附表編號6），無非係將整型手術與系爭廣告所銷售之化粧品予以等同類比，進而強調不用動刀（動手術）即可處理眼袋問題，亦即其不僅未依化粧品之定義（即「施於人體外部，以潤澤髮膚，刺激嗅覺，掩飾體臭或修飾容貌之物品」──參照化粧品衛生管理條例第3條）而適度表明塗抹該化粧品之效果僅係視覺上短時所見，卻一再強調不用動刀即可急救惱人眼袋及「30秒像割了眼袋一樣」，衡情易使接收系爭廣告訊息之一般民眾誤認該廣告產品不僅能「掩（修）飾」眼袋，尚有類似整型手術（醫療）之效果，核屬「虛偽誇大」無訛。

律師提醒

隨著化粧品市場競爭白熱化，為吸引消費者，越來越多業者會在廣告內容的標題上使用過度誇大且簡略前後原因的字眼，如上述案例以「30秒像割了眼袋一樣」，此即屬於過度誇

大療效。

　　除了醫美廣告之外，美妝廣告也容易因用字不精確、提及療效而遭主管機關開罰，建議化粧品廣告內容釋出前，除委託行銷廣告人員外，最好還是委託清楚法規的專業人士，如律師為事前審核，以避免踩到法規上的地雷。

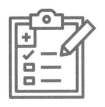

健保局裁罰

病歷怎麼做才算清晰完整，不會受罰？

　　健保局北區業務組至華○中醫診所進行實地審查，隨機抽調該診所就診病歷共十份，發現都沒有按照規定完成實體病歷，便將本案移送到新竹市衛生局進行處理。之後新竹市衛生局先後約談任職華○中醫診所的負責醫師A男，也派員到診所稽查，隨機抽查十八位病患病歷，發現僅有病歷首頁，處方箋卻都沒有黏貼在病歷上。另外，華○診所也沒有實施電子病歷製作及核備事宜，便以該診所未依規定建立清晰、詳實、完整之病歷，違反醫療法第67條第1項規定，爰依同法第102條第1項第1款規定，裁處A男新臺幣一萬元罰鍰。

　　按「醫療機構應建立清晰、詳實、完整之病歷。前項所稱病歷，包括下列各款之資料：一、醫師依醫師法執行業務所製

作之病歷。二、各項檢查、檢驗報告資料。三、其他各類醫事人員執行業務所製作之紀錄。」醫療法第67條第1項第2項，對於病歷製作所需注意事項為何？若要製作「電子病歷」，又該注意什麼？

臺北高等行政法院簡易判決99年度簡字第845號

1.按「醫療機構應建立清晰、詳實、完整之病歷。前項所稱病歷，包括下列各款之資料：一、醫師依醫師法執行業務所製作之病歷。二、各項檢查、檢驗報告資料。三、其他各類醫事人員執行業務所製作之紀錄。」「醫療機構以電子文件方式製作及貯存之病歷，得免另以書面方式製作；其資格條件與製作方式、內容及其他應遵行事項之辦法，由中央主管機關定之。」「有下列情形之一者，處新臺幣1萬元以上5萬元以下罰鍰，並令限期改善；屆期未改善者，按次連續處罰：1、違反……第67條第1項……規定。」「本法所定之罰鍰，於私立醫療機構，處罰其負責醫師。」為醫療法第67條第1項、第69條、第102條第1項第1款及第115條前段所明定。另行政院衛生署發布之「醫療機構電子病歷製作及管理辦法」第7條規定，醫療機構實施電子病歷，應將開始實施之日期及範圍報請直轄市、縣（市）主管機關備查，並應揭示於機構內

明顯處所，於變更或停止實施時亦同。

2.次按行政院衛生署86年5月2日衛署醫字第86019354號函釋「醫療工作之診斷、處方、手術、病歷記載、施行麻醉等醫療行為，須由醫師親自執行醫療機構使用電腦處理資料，仍應依前項規定將電腦處理之病歷資料列印，經診治醫師親自簽名或蓋章後製作為病歷，並以個案歸檔之方式保存。」行政院衛生署84年3月20日衛署醫字第84012021號函釋「醫療機構使用電腦處理病歷，為確保病歷清晰、完整，於醫師診治後，將病歷內容列印，黏貼於病歷上，並由診治醫師親自簽名，該病歷即為『實體病歷』。」至於電腦列印出之處方簽在多少時間黏貼之疑點，依行政院衛生署79年2月7日衛署醫字第857431號函釋「醫療機構使用電腦製作病歷者，於輸入電腦時，應隨時即將紀錄內容列印，並由診治醫師簽名以依法建立實體病歷資料，並依規定保存⋯⋯」上揭函釋與法律規定意旨，尚無違背，被告辦理相關案件，自得援用之。

律師提醒

製作病歷時只有「病歷首頁」，處方簽沒有黏貼或夾在病歷上，加上診所並未實施電子病歷製作及核備事宜，則屬於並

無依規建立清晰、詳實、完整病歷，有違反醫療法第67條規定之違規行為。

然而製作病歷仍應遵守醫師法第12條第2項及醫療法第67條之規定，也就是說，還是得把相關病歷資料黏貼在實體病歷上，或以長尾夾固定（夾在個人病歷）成疊，排列於專屬的病歷櫃，只以電腦繕打方式製作的病歷，不能算是「電子病歷」，法定「電子病歷」及以電腦繕打方式製作病歷，二者之規定、製作方式有所不同。僅有病歷首頁，而無其他記載，病歷內容記載均無處方箋黏貼或以長尾夾固定成疊在病歷上；僅全部存放固定處所，而沒有在診治後，將病歷內容列印、黏貼在病歷上，無法得知病人專屬病情，並保障病人權益及醫療品質，係有違反醫療法第67條規定。

按照醫療機構電子病歷製作及管理辦法第9條規定，醫療機構實施電子病歷者，應清楚交代開始實施的日期及範圍，並檢附第6條第2項契約及第3項驗證通過的證明文件，在實施之日起十五日內報直轄市、縣（市）主管機關備查；變更實施範圍、受託機構或停止實施時也需採取相同的措施。

醫療急迫時，醫師能不能兼藥劑師？

有民眾檢舉〇〇診所的負責醫師竟親自幫病患調劑藥品，相關單位便於某日晚間實施稽查，發現〇〇診所的執業藥師並不在場，且在非醫療急迫的情形下，確實由診所的負責醫師當場替病患調劑三日份口服藥品，已違反藥事法第102條第2項及同法第37條第2項的規定。負責醫師被開罰新臺幣三萬元罰鍰，但他不服，申請復核卻維持原裁處處分。他又依法提起訴願，又經市政府決定予以駁回，負責醫師仍不服，便提起行政訴訟。

診所的負責醫師親自幫病患調劑藥品，是否屬於藥事法第102條第2項所定「醫療急迫情形」？這樣的行為是否違反藥事法第102條第2項及同法第37條第2項的規定？若醫師因此被裁處三萬元罰鍰，會不會太重了？

臺灣高雄地方法院行政訴訟判決102年度簡字第27號

1.按藥事法第37條第2項規定：「藥品之調劑……應由藥師為之。但不含麻醉藥品者，得由藥劑生為之。」同法第92條第1項規定：「違反……第37條第2項……規定

者，處新臺幣3萬元以上15萬元以下罰鍰。」同法第102條規定：「醫師以診療為目的，並具有本法規定之調劑設備者，得依自開處方，親自為藥品之調劑。全民健康保險實施2年後，前項規定以在中央或直轄市衛生主管機關公告無藥事人員執業之偏遠地區或醫療急迫情形為限。」又藥事法施行細則第50條規定：「本法第102條第2項所稱醫療急迫情形，係指醫師於醫療機構為急迫醫療處置，須立即使用藥品之情況。」

2.次按「藥事法於82年間修正公布，限縮醫師調劑之範圍，在於貫徹醫藥分業之政策，使醫師於醫療，藥師於藥事，分工合作，服務病人。在此之前，除藥物藥商管理法設有醫師調劑之規定外，醫師法另設有醫師交付藥劑之規定，行政院衛生署86年9月22日衛署藥字第00000000號函，且將醫師交付藥劑之規定，認係當時立法賦予醫師調劑權之依據。醫師交付藥劑之規定，迄醫師法91年1月16日修正公布時，僅作文字修正，仍於第14條規定……然而交付藥劑，依上述說明，係調劑行為中之一階段，不能等同於調劑。藥事法於醫師之調劑權，既已有明示規定（102條），自不必猶執醫師法第14條關於醫師交付藥劑之規定，解為醫師調劑權之根據，認為醫師有無限制之調劑權，致與藥事法規定相違反，生醫事法體系矛盾之結論，並阻礙醫藥分業政策之推行。行政院衛生署

同上函中，亦認藥事法於82年間修正公布後，醫師調劑權應依藥事法第102條規定限縮。」最高行政法院94年度判字第971號判決意旨亦足資參照。

3.另據健保局86年1月23日健保醫字第00000000號函釋略以：「……有關醫療急迫情形疑義……依據藥事法施行細則第50條之解釋，藥事法第102條第2項所稱醫療急迫情形，係指醫師於醫療機構為急迫醫療處置，須立即使用藥品之情況。所稱『立即使用藥品』係指醫師於急迫醫療處置時，當場施與針劑或口服藥劑……」故醫師於急迫醫療之處置時，自應以當場施與針劑或口服藥劑為限。

4.查因醫藥分業政策之實施，藥事法第102條第2項已限縮醫師之調劑權，況依藥師法第15條第1項第2款規定，藥品調劑乃屬藥師之業務，此亦有上開最高行政法院94年度判字第971號判決足資參照。查原告所任負責醫師之○○診所，雖依法有聘用合格之藥師，惟本案被告機關派員至該診所稽查時，其聘用之藥師並未在現場，而係由原告自行調劑藥品，並開給該2名病患各3日份藥品，如上所述。而該等藥品雖係原告考量病患後續用藥之方便性及安全性，而可認有助於病患之病情穩定。惟該等藥品之調劑與醫師於醫療機構為急迫醫療處置，須「當場」施與針劑或口服藥劑之情形不同。故原告主張其上開醫師調劑

權應不受醫藥分業之限制，故得親自為藥品之調劑，並依98年4月22日公布之全民健康保險醫療辦法第35條規定，開立3日份之藥品供病患返家服用，始完備其醫療義務云云，實難採認。

律師提醒

「醫療急迫情形」，指醫師於醫療機構為急迫醫療處置，必須立即使用藥品的情形；而所謂「立即使用藥品」，指醫師於急迫醫療處置時，「當場」施以針劑或口服藥劑，如果是要交由病人帶回使用的藥品，不能算是醫療機構內所為急迫醫療處置的情形。

因此，若診所鄰近地區健保藥特約局林立，應開立處方，並請病患前往藥局開立藥品，避免違反藥事法第102條第2項及同法第37條第2項之規定。

名義上的診所負責人也得受罰？

　　A男為○安診所負責人。承辦全民健康保險醫療業務期間，該診所自創保險對象等十四人的就醫紀錄序號，虛報門診醫療費用及未罹患的疾病病名，向健保局虛報醫療費用。事情曝光、查證屬實之後，健保局便將該診所負責人函轉該診所所屬城鎮的醫師懲戒委員會審理結果，認定該診所負責人違反醫師法第25條第5款規定，乃依同法第25條之1第1項第3款規定，決議該負責人停業一年。

　　雖然A男是○安診所的登記負責人，卻不是實際負責人，他表示自己並不知道上述業務的不正當行為，並沒有故意過失可言，卻被依醫師法第25條規定予以懲戒，是不是太冤枉了些？

最高行政法院判決96年度判字第01768號

　　1.按「中華民國75年12月26日公布之醫師法第25條規定：『醫師於業務上如有違法或不正當行為，得處1個月以上1年以下停業處分或撤銷其執業執照。』所謂『業務上之違法行為』係指醫師於醫療業務，依專業知識，客觀上得理解不為法令許可之行為，此既限於執行醫療業務

相關之行為而違背法令之規定，並非泛指醫師之一切違法行為，其範圍應屬可得確定；所謂『業務上之不正當行為』則指醫療業務行為雖未達違法之程度，但有悖於醫學學理及醫學倫理上之要求而不具正當性應予避免之行為。法律就前揭違法或不正當行為無從鉅細靡遺悉加規定，因以不確定法律概念予以規範，惟其涵義於個案中並非不能經由適當組成之機構依其專業知識及社會通念加以認定及判斷，並可由司法審查予以確認，則與法律明確性原則尚無不合，於憲法保障人民權利之意旨亦無牴觸。首揭規定就醫師違背職業上應遵守之行為規範，授權主管機關得於前開法定行政罰範圍內，斟酌醫師醫療業務上違法或不正當行為之於醫療安全、國民健康及全民健康保險對象暨財務制度之危害程度，而為如何懲處之決定，係為維護醫師之職業倫理，維持社會秩序，增進公共利益所必要，與憲法第23條規定之意旨無違。」司法院釋字第545號著有解釋。

2.原判既已詳加論斷上訴人為醫療法第15條第1項所規定之醫療機構即〇安診所負責醫師，即有向健保局核實申報醫療費用之注意義務，且能注意而不注意，竟以自創保險對象等14人就醫紀錄序號虛報門診醫療費用及未罹患之疾病病名，向健保局虛報醫療費用，縱無故意，亦難辭過失之責，而有可歸責性，不得以其僅係掛名負責

人，實際上由曾○○及林○○夫婦經營業務云云，卸免其責，本院核無上訴人所指判決理由不備之違法情事。

律師提醒

依醫療法第15條第1項所規定的醫療機構所負責醫師，不得以其僅是登記負責人，且已交付印章給實際經營業務者，因而無法監督，即得卸免其對診所醫療相關業務應負的督導責任。

若是登記負責人，但並不是實際負責人，然實務上認定為不得以此免責，所以登記為診所負責醫師時，仍應監督經營業務者有沒有違法行為，以免自己受懲處。

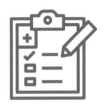

醫師法

醫療業務有限定範圍，小心不要越過界

　　小丁是個口腔顎面外科專科醫師，因為替病患進行削骨、拉皮、顱顏部植入骨水泥等手術，被告認定執行醫療行為逾越牙醫師的醫療業務範圍，依違反醫師法第28之4條第1款規定，裁處罰鍰新臺幣十萬元，小丁提起訴願被駁回，又提起行政訴訟，總算被撤銷處分，誰知道被告不服，又提起上訴，雙方光跑法院就跑不完。

　　醫師法第28之4條第1款中規定，醫師若執行中央主管機關規定不得執行之醫療行為將會受罰。而所謂執行中央主管機關規定不得執行之醫療行為，指的是西醫師從事中醫師業務、西醫師從事牙醫師業務、中醫師從事西醫師業務、中醫師從事牙醫師業務、牙醫師從事中醫師業務等等，小丁的案子則涉及

牙醫師是否從事西醫師業務的爭議，傳統認定，口腔顎面外科的執業範圍界於西醫師及牙醫師間的重疊模糊板塊中，所以有醫界先驅推動以專科醫師制度為之調和，廣納優秀西醫師及牙醫師，透過衛生署訂頒口腔顎面外科專科醫師之甄選及訓練程序，授與口腔顎面外科專科醫師資格，執行顏顏面手術的合法地位，這做法早已行之有年，107特管辦法修正後更加確認其專科專責領域。

然而，若是遇到醫師法中未明定的事項，應如何處理？

臺灣臺北地方法院行政訴訟判決110年度簡更一字第8號

為明確區分醫師業務內容，醫師法係將醫師區分為醫師、中醫師及牙醫師，又為提升醫療品質，對已取得醫師資格而繼續接受臨床專業訓練者，衛生福利部針對其所接受專科訓練之專長認定，故另訂有專科醫師分科及甄審辦法及牙醫專科醫師分科及甄審辦法，經查牙醫專科醫師分科及甄審辦法第6條規定，口腔顎面外科醫師屬牙醫師之專科分科，自無疑義。經查，依原告領有衛生福利部核發之「口外專字第000220號口腔顎面外科16專科醫師證書」及衛生福利部醫事管理系統畫面，其為口腔顎面外科專科資格之牙醫師，尚未取得醫師法第2條規定之醫師資

格，僅屬醫師法第4條之牙醫師。依上開函釋及說明，於108年1月1日現行特管辦法施行前，原告所得執行之醫療業務，自應以牙醫師之醫療業務為限，其執行業務時不得逾越口腔、顎面疾病及其引起周邊部位疾患之預防、診斷及治療，及逾越前揭因口腔、顎面疾病治療引起周邊部位所為之延續性處置。

再查，承前所述，原告係口腔顎面外科專科資格之牙醫師，且為「謝○○口腔顎面外科牙醫診所（機構代碼：0000000000）」之負責醫師，其所得執行之醫療業務，於108年1月1日現行特管辦法施行前，自應以牙醫師之醫療業務，即口腔、顎面疾病及其引起周邊部位疾患之預防、診斷及治療；及因口腔、顎面疾病治療引起周邊部位所為之延續性處置為限。惟查，原告於105年至106年間，為病患為附表所示之系爭手術行為，此亦為原告所不爭執，而其中就「3D蘋果肌」、「磨眉骨」、「豐額」等醫學美容相關手術，顯非屬口腔、顎面疾病及其引起周邊部位疾患之預防、診斷及治療，亦非屬因口腔、顎面疾病治療引起周邊部位所為之延續性處置範圍，況彼時現行特管辦法第24條有關口腔顎面外科專科牙醫師得施行之美容醫學手術規定尚未施行，原告於105年至106年間，為病患為附表所示等醫學美容相關系爭手術行為，自已逾越牙醫師之醫療業務範圍，違反醫師法第28之4條第1款規

定甚明。

又原告於108年1月1日前（105、106年間）既不得為系爭手術行為，是其行為與行為時特管辦法第2條附表項目19規定，醫師執行手術之醫療機構應具備「應有專任之操作醫師」，已然不符。縱使原告為系爭手術行為時，謝○○口腔顎面外科牙醫診所聘有專任護理人員1人及相關設備皆符合規定。然因該美容醫學手術應在通過中央主管機關醫院評鑑，且在有效期限內之醫院為之，系爭手術行為卻在牙醫診所，當不符行為時特管辦法第2條附表項目19規定之醫療機構條件規定，併予敘明。

綜上所述，原告於民國105年至106年間，為病患進行如附表所示之系爭手術行為，已逾越牙醫師之醫療業務範圍，被告依醫師法第28之4條第1款規定，裁處原告罰鍰10萬元，並無違法，訴願決定予以維持，亦無違誤。

律師提醒

對於醫師的醫療業務範圍，應嚴守醫師法規範，若是有醫師法中未明定之事項時，應查找主管機關相關規定的函釋，或是向律師詢問是否有相關見解，避免後續有受懲處的風險。

被依不適用的條款做成懲戒處分怎麼辦？

福哥是個中醫診所醫師，前陣子開了珍珠五寶粉（或稱加味五寶散、五寶丹）給病人服用，結果有人服用後身體不適，到醫藥大學附設醫院就醫，竟檢測出體內含鉛量高於正常值，該院便對病患全家進行檢測，發現他們的血液中鉛含量都超標，於是通報衛生局。衛生局擴大調查後發現，共有十二名民眾在服用福哥開立的藥品後發生重金屬鉛中毒情形，認為福哥並沒有將用藥情形明確告知病患、對病患自主權未給予尊重，構成業務上重複發生過失及違反醫學倫理，便依醫師法第25條第1款、第4款規定，移付醫師懲戒委員會懲戒。

如果福哥並不知道硃砂已經遭到禁用，還需要受懲戒嗎？或若福哥知情，開立硃砂入藥，就符合醫師法第25條第1款所稱的「業務上重大或重複發生過失行為」嗎？如果開立相關藥品是必要的作為，並非故意，依醫師法第25條之1及行政程序法第7條規定，原處分及覆審決議是否與比例原則相違？

臺中高等行政法院判決110年度訴字第156號110年12月23日辯論終結

1.醫師法於91年修正後，將對醫師之處分區分為懲

戒及行政罰二種，懲戒係針對醫學倫理層次之業務上違法或不正當行為，即醫師法第25條所列之各款情形。是以，醫師如經移付懲戒，其所依循之程序即為醫師法第25條之2及該條第6項授權訂定之醫師懲戒辦法。至於違反醫學倫理層次之業務上違法或不正當行為且可具體認定違規事實者，即醫師法第28條之4所列之各款情事（按該條所列各款情事，依一般社會通念，即可加以認定及判斷違背醫師職業倫理規範），則屬行政罰，由地方或中央主管機關直接予以處罰。

2. 修正後醫師法將懲戒處分之要件、內容及程序規定於醫師法第25條、第25條之1、第25條之2及醫師懲戒辦法中，顯見立法者係有意在體系上將懲戒及行政罰區分。換言之，醫師如有修正後第25條所列各款情事，由醫師公會或主管機關移付懲戒，其懲戒處分作成機關原則上即為各地方政府所設之醫師懲戒委員會，而醫師懲戒委員會所為之懲戒決議，其執行依醫師法第25條之2第4項及醫師懲戒辦法第21條規定，按懲戒處分之內容區分為：①廢止醫師證書，送由中央主管機關執行之。②其餘之懲戒方式，送由各該直轄市、縣（市）主管機關執行。是關於醫師之懲戒，特別是廢止醫師證書，其處分作成機關與執行機關並非同一。至對於醫師違反醫師法第28條之4規定之行政罰，則無處分機關與執行機關不同之

規定，僅於同法第29條之2規定，罰鍰、限制執業範圍、停業及廢止執業執照由直轄市或縣（市）主管機關處罰；廢止醫師證書，則由中央主管機關處罰。

3.被告主張原告明知硃砂對人體有危害，卻又隱瞞病患以硃砂入藥，認原告未將用藥情形明確告知病患、對病患自主權未給予尊重，自已構成業務上重複發生過失及違反醫學倫理，乃依醫師法第25條第1款、第4款規定，移付臺中市政府醫師懲戒委員會懲戒，固非無據。

4.惟衛生局、臺中市政府醫師懲戒委員會及衛福部醫師懲戒覆審委員會，於事實認定上雖係採認原告以「硃砂」入藥，但無論是「硃砂」抑或是原告所坦承之「鉛丹」，皆早在民國80年間即經公告為不得使用於調劑口服藥品，依公告時之藥物藥商管理法第16條第1款規定，或稍後82年2月5日全文修正公布並改名為藥事法之第22條第1款規定，均屬中央主管機關禁止使用之藥物並無疑義，依前述說明，衛生局本應依醫師法第28條之4第2款、第29條之2規定移送被告或衛福部處罰，惟卻依同法第25條移付懲戒，其處分程序之選擇即有違誤。原處分既認原告以硃砂入藥，卻以醫師法第25條第1款及第4款予以懲戒，其未詳加區辨醫師法第25條及第28條之4規定之不同將本案移由被告或衛福部處罰即作成原處分，其法律適用自有違誤；覆審決議亦認定原告以硃砂入藥，更

援引硃砂為禁藥之公告，然仍維持原處分，其法律適用及
法律涵攝亦有未合，故原處分及覆審決議均應撤銷。

律師提醒

收受行政處分時，行政機關於程序選擇或法律適用仍會有
不當之時，受懲處時，應盡速找律師討論撰擬後續行政救濟方
法。

利用優惠方案促銷醫美療程行不行？

　　陳醫師經營一家醫美診所，診所一、二樓櫃臺有設立廣告立牌，利用優惠方案進行促銷，像是：

　　「套餐優惠A：皮秒全套3堂$18000，贈：A淨膚雷射1堂；B杏仁酸換膚1堂；C頂級導入保養1堂（任選1堂）」

　　「套餐優惠B：皮秒全套6堂$36000，贈：A淨膚雷射1堂；B杏仁酸換膚1堂；C頂級導入保養1堂（任選2堂＋淨妍靚白點滴）。套餐方案不限本人使用」

　　「會員儲值卡方案儲值5萬送3500元、儲值10萬送8000元、儲值20萬送22000元、儲值30萬送38000元……」

　　陳醫師的醫美診所被檢舉以套餐優惠方式贈送療程、會員儲值卡預付費用等具有促銷意圖的醫療廣告宣傳，是以不正當方式招攬病人，違反醫療法第86條第7款規定，乃依同法第103條第1項第1款、第115條第1項及臺北市政府衛生局處理違反醫療法事件統一裁罰基準（簡稱裁罰基準）第3點項次39等規定處以罰鍰。

　　對於醫療法第86條第7款所稱的「不正當方式」，醫療機構及醫療人員應該注意的事有哪些？

臺灣臺北地方法院行政訴訟判決110年度簡字第104號

　　衛福部105年11月17日衛部醫字第0000000000號令釋（訴願卷第56頁「核釋醫療法第八十六條第七款所稱『以其他不正當方式為宣傳』之範圍，指符合下列各點情形之一宣傳……十二、以優惠、團購、直銷、消費券、預付費用、贈送療程或針劑等具有意圖促銷之醫療廣告宣傳。……」。就醫療服務市場而言，基於國民健康之考慮，以現階段醫療機構與病患間專業資訊顯然不對等之社會實況下，禁止醫療機構為特定類型之競爭，除了避免價格誘因而創造或誘發不必要之醫療需求，以致醫療資源未能合理分配外；更寓有教化國民就醫時不應以「各該特定類型之贈品、價格促銷優惠」為唯一考量，而應以醫療契約中主要醫療給付義務之內容及醫療品質為選擇之依歸，強化醫療機構提升醫療品質，回歸醫療事業發展終極以為國民健康而服務之正軌。衛福部105年11月17日衛部醫字第0000000000號令釋）禁止醫療機構以優惠、團購、直銷、消費券、預付費用、贈送療程或針劑等具有意圖促銷之醫療廣告宣傳所欲達成之目的，核與前述醫療法第87條第1項規定「廣告內容暗示或影射醫療業務者，視為醫療廣告」法定宗旨，並無不合，其所採取限制意圖透

過贈品、價格促銷之醫療廣告宣傳手段，即係具體闡釋並形成法文所示「不正當招攬病人方式」之意涵，也未逾越授權之範圍及內容，於法律保留原則無悖，自應可予以援用。

經查，原告為系爭診所負責醫師，系爭診所於其1、2樓櫃檯設有立牌刊登內容分別為「……套餐優惠A：皮秒全套3堂$18000贈：A.淨膚雷射1堂B.杏仁酸換膚1堂C.頂級導入保養1堂（任選1堂）套餐優惠B：皮秒全套6堂$36000贈：A.淨膚雷射1堂B.杏仁酸換膚1堂C.頂級導入保養1堂（任選2堂＋淨妍靚白點滴）套餐方案不限本人使用……」、「會員儲值卡方案儲值5萬送3500元、儲值10萬送8000元、儲值20萬送22000元、儲值30萬送38000元……」之系爭廣告，具有以優惠、預付費用及贈送療程等意圖促銷之不正當方式宣傳招攬病人之情節，有被告109年8月26日工作日記表（醫政類）（本院卷第63頁）、現場採證照片（本院卷第64-65頁）、被告109年9月23日訪談原告之調查紀錄表（本院卷第57-58頁）、「陳○○醫美診所」與「陳○○醫師」名片（本院卷第66頁）、醫療機構開業執照（本院卷第78頁）等影本附卷可稽。且按廣告內容分暗示或影射醫療業務者，視為醫療廣告；醫療廣告不得以其他不正當方式為宣傳；違反者，於私立醫療機構，處罰其負責醫師5萬元以上25萬元以下罰

鍰，為醫療法第86條第7款、第87條第1項、第103條第1項第1款及第115條第1項所明定。又以優惠、預付費用、贈送療程等具有意圖促銷之醫療廣告宣傳，屬醫療法第86條第7款所稱之不正當方式為宣傳之範圍，亦經上開衛福部105年11月17日衛部醫字第0000000000號令釋在案。經核系爭廣告內容分所載詞句，顯然係以套餐優惠、預付費用、贈送療程等優惠訊息之方式為促銷，系爭廣告整體內容分確應屬為醫療法第86條第7款所稱之不正當方式為宣傳之範圍，被告以系爭診所違反醫療法第86條第7款規定，原告並為系爭診所負責醫師，而依同法第103條第1項第1款、第115條第1項及臺北市政府衛生局處理違反醫療法事件統一裁罰基準第3點項次39等規定，以原處分處系爭診所之負責醫師即原告法定最低罰鍰5萬元，並無違誤。

律師提醒

在許多法律條文中，會使用較為抽象之法律用語，在法律上叫作「不確定法律概念」，如同本件中「醫療法第86條第7款所稱之不正當方式」即屬之，而衛生福利部對此不確定法律用語的解釋在「衛生福利部105年11月17日衛部醫字第1051667434A號函」中，由上述內容可知，當醫療機構被行政

裁罰時，可以由衛福部或相關機關所公布細部規範查找相關的
函令，以利後續的陳述意見或行政救濟之進行。

行政機關開罰

診所招牌跟申請核准的機構名稱
不完全相符是否違法？

　　張醫師在中壢開業，向開業地點所屬衛生局申請核准的機構名稱為「中壢XXX診所」，申請登記之診療科別則為「西醫一般科」，然而衛生局人員卻發現，診所外牆除了有寫明診所名稱的招牌之外，還放置「Biomedical & Cosmetic Policlinic」的英文招牌，不只如此，診所外的跑馬燈顯示器還顯示了「皮膚科」、「整形外科」的科表，與原本申請核准的名稱、登記的診療科別不同，因此決定開罰。

　　診所外放置的跑馬燈顯示器顯示「皮膚科」、「整形外科」，並非衛生局核准的專科，這個做法是否會違反醫療法規而被罰？另外英文招牌「Biomedical & Cosmetic Policlinic」是

在申請診所中文名稱時便已放置在診所外，這樣也會違反醫療
法規定嗎？

臺灣桃園地方法院103年度簡字第129號行政判決

1.原告於申請中文名稱時，既未曾隱蔽該英文市招部分，縱未就此加以申請，然職司審核之被告於收到原告之申請案並至現場勘查時，本可輕易瞭解該英文市招存在之情形，若認違法應要求原告先予拆除，若認應補提申請，即應曉諭原告辦理，怎可於審核初時，未謹慎一一加以確認，使原告誤認該等中、英文市招同時存在之情形並無不法，亦無需就英文市招部分特為申請，而因此產生信賴之事實後，被告再於事後以本案之原處分處罰原告，此確有違上開程序法第8條所揭櫫之誠實信用原則。

2.自該英文市招「Biomedical&Cosmetic Policlinic」觀之，其僅係單純說明該診所為生醫美容診所，被告亦於本院審理中主張該單純之英文字樣並沒有違法，是該等並無法違法之醫療廣告，被告仍以原處分加以裁罰，實屬無據。

3.醫療法第85條第1項第4款就醫療廣告中規範「診療科別」之目的，確係為提供該醫療機構正確的醫療專長相關資訊，以提供病人選擇就醫場所之參考，且不論何種

專科之醫師，本均得就每一科別為診療，此亦為被告所不否認，且稱原告所申請核准之西醫一般科，係可看診任一科別。是系爭跑馬燈所顯示之情形，即係在說明系爭診所可以並願意提供之醫療服務內容而已，此應與原告申請並經核准為何種專業科別無關。原告診所向被告所屬衛生局登記之診療科別固為「西醫一般科」，惟如前所述，原告本身就每一科別均可看診，是其固於跑馬燈上顯示該診所有「皮膚科」、「整型外科」，亦無違反相關規定。

4.綜上所述，原處分認系爭英文市招及跑馬燈之顯示，有違醫療法第85條第1項第4款之規定，而依同法第103條之規定加以裁罰，確有違誤，訴願決定未予糾正，亦有未合。故原告訴請撤銷，為有理由，應予准許。

律師提醒

按醫療法第17條第1項規定：「醫療機構名稱之使用、變更，應以所在地直轄市、縣（市）主管機關核准者為限；其名稱使用、變更原則，由中央主管機關定之。」醫療法第85條規定：「醫療廣告，其內容以下列事項為限：一、醫療機構之名稱、開業執照字號、地址、電話及交通路線。……四、診療科別及診療時間。」

上述判決雖認為該診所跑馬燈顯示「皮膚科」、「整型外

科」等字眼，目的是為了對病人提供該醫療機構正確的醫療專長相關資訊，故認定衛生局沒有理由開罰，但也要注意，如果診所跑馬燈上的科別字眼，是診所實際所不能提供醫療服務的內容，則可能會因為違反醫療法而遭開罰。

如果提供更多項目，
收費可否高於醫療費用標準表？

　　高雄市某耳鼻喉科診所日前替民眾開立診斷證明，收取八百元費用，結果遭民眾檢舉，高市衛生局依「高雄市醫療機構收取醫療費用標準表所定項目標準收費（診斷證明書單價最高收費五百元）」，開罰五萬元，診所則抗辯，診所是將診斷證明書及中文病歷摘要寫在同一張上，所以收費是合併兩者的費用共收八百元，也有開收據給民眾。

　　診所開立「診斷證明書」，可否自行加載中文病歷摘要內容，而再加收中文病歷摘要費用？

臺灣高雄地方法院111年度簡字第100號行政判決

　　1.醫療機構醫療收費標準之核定，係屬地方衛生主管機關權責。稽其立法意旨，乃「為避免醫療機構濫收醫療費用，增加病人負擔」（本條立法理由參照），藉由行政主管機關對於醫療機構醫療項目、收費標準之介入與管制，以保護處於資訊弱勢之病患權益，避免因醫療機構恣意訂定過高價格而阻礙國人近用醫療資源之機會，俾確保國人就醫權益；又因各地區醫療水準、社會經濟發展水平

等有所差異，醫療費用之收費標準自宜因地制宜，使醫療費用收費標準更臻合理，爰明定由地方衛生主管機關負審查核定之責。

2.陳情民眾所提出之診斷證明書僅有「病名」、「醫囑」等欄位內容之記載，並無原告所稱係將診斷證明書及病歷摘要合併記載於同一份文書之情形，原告雖自行提出醫囑欄載有「病歷摘要」之診斷證明書，然無法排除該診斷證明書係原告嗣後修改開立之文書；況且，高雄市醫療機構收取醫療費用標準表乃將醫療給付診斷證明書及中文病歷摘要之單價最高收費分別規定在不同項下，金額則分別為500元、1000元，原告身為醫療診所負責人，且為專業之執業醫師，對於各項醫療證明書之開立及費用理當極為了解，豈有擅自將診斷證明書、中文病歷摘要兩種分屬不同類別之醫療文書同時開立於同一張文書之理？原告前開主張，應屬矯飾卸責之詞，委難採信為真。

律師提醒

按醫療法第22條第2項：「醫療機構不得違反收費標準，超額或擅立收費項目收費。」

本件案例，判決認為，既然高雄市醫療機構收取醫療費用標準表，將醫療給付診斷證明書、中文病歷摘要之單價最高收

費分別規定在不同項下，則診所自然不得將兩種文書內容、費用立於同一張文書合併收費。律師建議，就算是民眾要求，診所就收費之程序及金額仍必須符合各地區醫療機構醫療收費標準，否則為了一時方便遭主管機關開罰，得不償失。

向患者收取自費款項，
自費醫療項目用字遣詞要注意

　　新北市某診所遭檢舉不當收取「切片」、「人工生殖手術」等兩項自費醫療項目，新北市衛生局介入調查後，決定裁處五萬元。診所則抗辯，其他醫院或人工生殖診所也有「切片費」相關收費標準，只是用詞不一樣而已，故提起行政訴訟。

　　診所就「切片」、「人工生殖手術」等自費醫療項目收費，標準應如何判斷才不會挨罰？

臺北高等行政法院110年度簡上字第40號行政判決

　　1.被上訴人訂定之「新北市人工生殖技術收費標準表」，分就「取卵」、「取精」、「冷凍精蟲」、「精液檢查及洗滌」、「體外受精」、「精蟲顯微注射（ICSI）」、「胚胎培養」、「囊胎培養」、「協助胚胎孵化術（AH）」、「胚胎植入」、「冷凍胚胎」等類別，明訂其收費標準，並就各類別所涵蓋之服務項目加以明文；其附註欄第3點、第5點分別敘明：「本表未列、全民健康保險給付亦未列入之項目，參照其他同層級醫療機構之收費辦理。」「醫療機構各項自費項目及收費金額，未超過本府已核定相同之

自費項目及收費金額上限，可逕予公告收費金額，免送本府核定；超過已核定之醫療機構自費項目及收費金額上限者，應送本府醫事審議委員會審議。」是於人工生殖技術收費部分，未經上開收費標準表及健保給付列入之醫療項目，醫療機構可參考「其他同層級醫療機構」之收費標準，於未超過被上訴人「已核定相同之自費項目及收費金額上限」之情形，可逕予公告收費金額，毋庸送請被上訴人核定；然於「超過已核定之醫療機構自費項目及收費金額上限者」，則仍應循核定程序辦理。

2.上訴人固以臺北慈濟醫院經被上訴人核定項目中，於「胚胎著床前染色體篩檢」項下之「收費內容說明」欄即載明包含技術費，而「胚胎著床前染色體篩檢」所需之技術費就是切片費用，是「胚胎染色體篩檢之切片費」為國內著名醫院及相關診所採行等語。惟此部分業據原判決參據醫療法第12條第3項規定，敘明我國醫療院所設置條件的層級，目前分為醫學中心、區域醫院、地區醫院及基層診所，上訴人係屬基層診所，臺北慈濟醫院係屬區域醫院，長庚醫院係教學醫院，依「新北市西醫醫療機構收費標準表」、「新北市人工生殖技術收費標準表」附註規定，系爭診所與醫院非屬同等級醫療機構，自不得參照收費等語，經核於法尚無違誤。

3.又上訴人固主張「術後荷爾蒙拮抗劑注射1800×4

支」、「術後白蛋白注射點滴2000×6瓶」、「術後Dos-tinex口服藥200×7」屬於「新北市西醫醫療機構收費標準表」所列之「藥材費」，故上訴人並無擅立收費名目，且無超收之情等語，然稽諸該收費標準表僅載稱「一般用藥（每日）（六〇～二五〇）」、「特殊用藥（按進價加百分之十五）」、「材料費（不屬全民健康保險給付範圍之品項，按進價加〇～百分之五十）」，則上訴人所收取費用之上開3項藥品，究竟是屬於收費標準表「藥材費」何種類別？其所收取之費用是否超過上開標準？均有所未明，在未經上訴人檢附成本分析等相關資料，送由被上訴人（醫事審議委員會）併同市場行情、醫療設施水準等因素加以審酌前，亦無從認定其收費是否合理。是上訴人上開主張，亦無足採。

4.前揭2項收費非屬被告已核定之自費醫療項目，且原告診所也未向被告申請前揭2項自費醫療項目核定，即逕向民眾收取，屬擅立收費項目收費，其行為違反醫療法第22條第2項規定，其違規事證明確。

律師提醒

按醫療法第21條規定：「醫療機構收取醫療費用之標準，由直轄市、縣（市）主管機關核定之。」是醫療機構醫療收費

標準之核定，屬於地方衛生主管機關權責。醫療法第22條第2項規定：「醫療機構不得違反收費標準，超額或擅立收費項目收費。」

涉入上述案件的診所向民眾收取「切片」、「人工生殖手術」等兩項自費醫療項目，最後遭裁處五萬元，判決認定，前揭兩項收費非屬被告已核定的自費醫療項目，且原告診所也沒有向被告申請前揭兩項自費醫療項目核定，便逕向民眾收取，屬擅立收費項目收費，違反醫療法第22條第2項規定。

律師建議，診所就自費醫療項目的收費，應經過衛生局的醫事審議委員會審酌，以避免最後因用字、用詞的解釋認定不同，慘遭開罰。

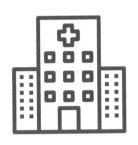

第四部

勞資

招聘

醫療機構適用勞基法嗎？

　　大全受僱於老劉開立的診所，擔任骨科醫師，每月薪資約為新臺幣十八萬。不料工作半年後，老劉的診所突然無故停診，之後雖然復業，卻不讓大全回去上班，並積欠停診期間三個月的薪資共五十四萬。除此之外，老劉還以兩百二十萬元申報大全薪資，但大全才領到一百四十四萬，兩者間相差七十六萬，導致大全還得多繳納十四萬的稅金。評估過後，大全決定就上述損失請求老劉給付一百二十萬元。

　　現行勞動市場中，勞基法往往是保障勞工最低保障的底線，然而在醫療體系中，是否也適用勞基法？

臺灣桃園地方法院110年度勞訴字第63號民事判決

1.按醫療機構與住院醫師雙方應以書面訂定聘僱契約，住院醫師勞動權益保障及工作時間指引第3條前段定有明文。是以勞基法應僅有住院醫師適用，本件原告為骨科專科醫師，並非住院醫師，而無勞基法之適用，合先敘明。

2.證人林○○於本院證稱：班表是伊與原告一起研究的，要原告有時間才行，原告沒有最低診數之限制，若其他醫生不能來，就會請原告加診，診所對被告無獎懲之權，也不管原告遲到早退，原告開刀是看抽成，有些是拿現金，原告每月最少可領取25萬元等語（見本院卷第225頁至第227頁）。

3.原告於被告診所執行醫療業務係具高度專業性，故被告對此無法加以指揮監督，且就事務處理及分配報酬情形可知，原告看診之班表係取決於原告時間能否配合而訂之，且原告無遲到早退等出勤時間之限制，被告亦對原告無獎懲之權限等情觀之，應認兩造間自不具備人格上、經濟上及組織上之從屬性，是兩造間應屬委任關係。

4.依委任關係之目的係在處理一定事務，本件原告對於109年11月至110年1月並未至被告診所上班乙事並無爭執，惟主張係因被告不讓伊出勤，而非伊不願意上班云

云（見本院卷第203頁），是原告既未於109年11月1日後未為被告處理任何醫療事務，自無法請求此段期間之委任關係之報酬。

5.原告之訴駁回。

律師提醒

判斷勞動契約的指標為是否具有人格上、組織上、經濟上從屬性，如今勞基法所適用的範圍，從護理師至住院醫師都有所保障，但對於主治醫師而言，實務上往往認為因主治醫師有高度專業及執業的自主性，因而認為不具有上開從屬性，故非勞基法適用之範圍。

傾向聘用女性員工，
小心違反性別工作平等法

　　某診所想要招聘晚班員工，主要工作內容為「協助診所行政事務、醫師交辦事項」，又想到，診所的女性病患比較多，若需要檢查隱私部位，招聘女性員工可能比較不會引起患者尷尬、不舒服，於是徵才時寫招聘「長期晚班人員兼行政人員一名，限女性」，沒想到卻遭到民眾申訴。

　　醫師看診時，經常需要請病患將衣服脫下或暫時掀起，以肉眼觀看、觸摸病患隱私部位，因此為避免女病患有上開需要而在場有男護理師之尷尬情況，醫院會較為喜歡聘請女性護理人員，但在性別平等工作法下，應如何招募醫療人員才不被裁罰？

> ## 臺灣臺南地方法院108年度簡字第66號行政判決
>
> 　　1.原告所刊登之徵才資訊，職位名稱為「長期晚班人員」，工作內容為「協助診所行政事務，醫師交辦事項」，且中華中醫學會亦表「惟診所女性病患居多，同時忌諱隱私等問題，故多傾向僱用女性工作人員在診間擔任助手，但執行櫃檯、行政業務等則不限」，此有該學會

106年10月2日中華中醫戒字第0000000號（本院卷第44頁）可按，可知行政事務人員，自無性別之限制，然原告卻指明該職缺女性為佳，是原告對非女性之申訴人（求職者）為差別待遇之情事，足以認定。

2. 原告雖於徵才廣告中未以直接限制方式排除男性以外之求職者，惟查，檢舉人即求職者申訴「○○中醫診所在店外張貼的徵人文宣並無表示限制性別，但經詢問過後診所表示只限女性，違反就業性別平等」，此有檢舉人106年6月21日意信箱陳情來函附卷（不可閱覽卷）可稽，且答辯機關於106年7月26日訪談原告，原告確認上述廣告徵才及內容確實，並表示「本診所的工作性質、內容確實由女性執行較恰當，所以本診所會告知應徵者女性較為適合」。

3. 原告訴稱因該職缺女性較合適，係因女性患者居多，為避免肢體接觸或窺視身體隱私部位而產生爭議，因醫療職業需求故徵才以女性為適合云云，然就前項宣言可知，就醫療行為而言，施診者（含其助手）應去除心理性別……等因素，為病患公正、客觀就診及服務，若照原告陳稱僅因保障女性病患隱私，就需排除特定性別醫、護、行政助手……等相關人員，難稱專業人士，不符醫事原則；退步而言，縱然在尊重病患尊嚴情況下，若由病患或家屬要求請求協助，若有特別性別要求，亦可指派他名

女性員工協助，尚難執此做為拒絕男性求職者之理由，況就原告所徵人員為「一般庶務行政人員」非為「護理人員」，除庶務工作外不得從事醫生指示之相關醫護工作，對於「直接」接觸病患肢體隱私部位機率較小，且相關更衣動作本為病患自理，相關服務並非行政助理職務，亦可請人員迴避，原告主張尚難認符合「真實職業資格」或「營運所需」之必要理由，其主張尚難為有利原告之判斷。

4.原告之訴駁回。

律師提醒

性別工作平等法第7條規定，「雇主對求職者或受僱者之招募、甄試、進用、分發、配置、考績或陞遷等，不得因性別或性傾向而有差別待遇。但工作性質僅適合特定性別者，不在此限。」第31條規定，「受僱者或求職者於釋明差別待遇之事實後，雇主應就差別待遇之非性別、性傾向因素，或該受僱者或求職者所從事工作之特定性別因素，負舉證責任。」因此在招聘員工上，若要有相關限制，最好能依工作之性質來作為依據，如此才能避免被主管機關裁罰。

解除僱傭關係

聘任契約到期，
如何判斷是否符合續聘條件？

　　謝醫師在某醫院麻醉科擔任主治醫師，醫院採聘期制，與他簽訂聘任契約，聘期一年，契約上有約定期限，且該醫院的主治醫師聘任規則第四條規定：「主治醫師聘期為一年，期滿得續聘之，但於第一年聘期期滿前尚未取得該科專科醫師資格者，則期滿後不得續聘。」

　　謝醫師任職一年後，雖然在基本服務量及論文發表點數的評比結果為全院第一，卻沒想到，醫院最後竟決定不與他簽訂續聘契約！

　　醫院不續聘謝醫師為主治醫師，是否破壞謝醫師合理正當之信賴，有無違反「誠信原則」？

臺灣高等法院高雄分院民事判決90年度勞上字第16號

1.上訴人主張依被上訴人所訂定之「八十九學年新聘主治醫師基本服務量及論文發表點數」評比結果，原告所得評分總分為一〇五分，為各科醫師之冠之事實，雖為被上訴人所不否認，惟查依卷附上訴人所提出之基本服務量及論文發表點數說明C規定：「a（即基本服務量）＋b（即論文發表）＞（大於）七〇分以上者，才得優先考慮續聘為九十學年度之主治醫師」，揆諸其用語，僅能證明所謂主治醫師基本服務量及論文發表點數高低值係被上訴人決定是否續聘主治醫師之考量因素之一，並非決定是否續約的唯一條件，被上訴人仍得綜合考量其他因素如人力需求、成本考量服務品質等諸多因素而決定是否續聘，非因上訴人達到前述標準即當然使被上訴人負有續聘上訴人之義務，是上訴人稱其已達該點數，被上訴人即應續聘其為主治醫師，被上訴人不予續聘，係違反誠信原則云云，不足採取。系爭主治醫師聘任契約既已於九十年七月三十一日屆滿而消滅，被上訴人自有是否與上訴人續約之自由，上訴人主張被上訴人不續聘之行為構成民法第一百八十四條第一項前段之侵權行為及同法條第二項之違反保護他人法律，自無足採。

2.上訴人另主張主治醫師之業務，除門診、手術等臨床診療外，尚包括臨床教學，應隨時指導見習醫師、實習醫師及住院醫師從事醫療工作，並負責主持學術討論會。還有研究工作，應負責與職務相關之研究工作及提出研究報告或論文，並參與有關之國內、外醫學會議。所以在教學醫院之主治醫師相當於大學之講師等級，主張主治醫師之聘任，應可類推適用大學法第十九條第二項規定「教師經長期聘任者，非有重大違法失職之情事，經系（所）務會議議決，並經教師評審委員會之裁決，不得解聘或停聘。」云云，然查大學法係為維護大學教師之教學自由，以避免不當之干涉，達成大學學術獨立自由、健全培育高等教育人才之目標而設，與醫師之工作目的在於維護病患人身之健康，二者迥然有別，且大學教師之工作性質、資格、身份保障與醫師皆截然不同，醫師尚不得類推適用大學法第十九條第二項之規定。況被上訴人是否續聘上訴人主治醫師，有兩造同意遵守之○○醫院主治醫師聘任規則，採定期（一年）聘任制加以規範，並無類推適用該大學法之餘地，並不屬大學法第十九條所指之長期聘任者，又被上訴人並非因上訴人參與工會，擔任職務而不予續聘，上訴人主張被上訴人違反工會法第三十五條之規定，自不足採。

律師提醒

　　對於僱傭契約中條約內容須詳加確認，如本件兩造所約定「主治醫師聘期為一年，期滿得續聘之，但於第一年聘期期滿前尚未取得該科專科醫師資格者，則期滿後不得續聘。」取得專科醫師資格僅為條件之一，並非取得資格後即得要求續聘。

被要求自動請辭，
怎麼判斷機構所為是否合法？

呂醫師是某醫院的專任主治醫師，從創院之初就在醫院任職了。不料工作到了第十一年，突然接獲醫院通知，表示會議中決議，要求呂醫師在接獲通知三日內自動請辭，否則將按照雙方簽訂的合約約定，自即日起終止與呂醫師之間的專任主治醫師聘約關係，但會另外聘任他為兼任主治醫師，直至當年底。

兩造為僱傭關係或委任關係？

呂醫師在未違反醫師法第8條之2、第11條規定的情況下，醫院擅自終止兩造間僱傭契約，是否合法？

臺灣高等法院民事判決106年度重勞上字第33號

1.查系爭合約前文約定：「……甲方（即被上訴人）自90年7月1日起敦聘乙方（即上訴人）為腎臟科主治醫師（第11年），雙方並同意下列規定」、第2條約定：「乙方之業務所得依甲方所訂『主治醫師執行業務所得辦法』計算之」、第3條約定：「乙方因故欲提前終止聘約時，應於兩個月前向科主任及院長提出書面申請，甲方如

欲終止聘用關係時，亦應於兩個月前告知乙方」、第4條約定：「乙方於服務期間如有重大違規或工作不力者，甲方得提前終止聘約……」、第5條約定：「乙方除與甲方業務有關且經甲方同意者外，不得在院外開業或兼診，並已充分瞭解醫療糾紛處理原則及服勤等有關規定」（原審重勞訴卷一第46頁）。又系爭合約第2條所指之專任主治醫師執行業務所得辦法（本院卷五第343頁），嗣修訂更名為醫師執行醫療技術所得支給辦法（下稱系爭支給辦法），關於專任主治醫師之收入，於第4條規定：「醫師費（Physician Fee；以下簡稱PF）收入分配原則：……醫師所得項目——凡主治醫師親自操作，應分別依各項不同性質，全部或部分歸屬醫師所有」、第5條規定主治醫師收入分配方式：「一、依本院PF分配原則計算醫師之PF。二、個人所得：基本薪＋教學基本薪＋〔（PF－基本薪－教學基本薪）×85%〕」、第6條規定：「專任主治醫師因故而無收入時，保障專任主治醫師之基本生活收入」，保障金額則為基本薪加上教學基本薪，依主治醫師之年資（職級）發給（原審重勞訴卷一第266至268頁）。

2.系爭合約第4條約定：「乙方（即上訴人）於服務期間如有重大違規或工作不力者，甲方（即被上訴人）得提前終止聘約……」（原審重勞訴卷一第46頁）。民法第

489條第1項規定，當事人之一方，遇有重大事由，其僱傭契約，縱定有期限，仍得於期限屆滿前終止之。所謂「重大事由」，係屬不確定之法律概念，應斟酌僱傭契約之性質或內涵審認之，倘其事由已喪失勞務目的之信賴，如使僱傭關係繼續，對當事人之一方，已屬不可期待，而有害於當事人之利益，並顯失公平時，固非不得認為重大。

3.查上訴人之助理江○○分別於102年8月7日、14日及28日，持如附表所示44位病患之健保卡進行集體掛號，並由上訴人於上述日期，在其○○醫院之門診，分別為44位病患製作就診之病歷、開立檢查醫囑，然該44位病患多數人實際上未至該門診就診，並均於掛號之翌日批價，嗣經被上訴人發現，乃依系爭審議小組章程第4條規定，召開系爭會議等情，有44位病患之○○醫院○○夜間門診及病歷資料明細表、44位病患其中之林○○、李○○、簡○○、魏○○、陳○○之病歷資料、會議通知、簽名單、會議記錄、會議選票附卷可稽。並經如附表所示44位病患中之陳○○等39人，於上訴人被訴偽造文書等案件中證稱：於上述102年8月7日、14日及28日掛號當日並未至上訴人之○○醫院門診就診等語（見附表「病患於刑事案件之證述摘要」欄）；上訴人經營之○○機能食品股份有限公司（下稱○○機能公司）人資會計陳

○○證稱：公司內部在開會，出來的時候，有時候會問上訴人身體不舒服要怎樣，那一次好像是，上訴人有說大家如果身體有什麼問題，就在像問卷一樣的東西上面打勾，然後上訴人會安排做檢查，並交辦事項給伊，伊將健保卡集中起來，交給上訴人的秘書江○○，伊於102年8月7日沒有去上訴人○○醫院之門診等語（刑事案件筆錄見本院卷三第315至335頁）；上訴人之助理江○○證稱：伊受僱於上訴人個人，○○機能公司的人有交給伊健保卡，伊有拿去掛號，他們拿多少來，伊就幫他們多少人掛號，再將健保卡拿去門診，掛號跟批價的費用伊從上訴人給伊之零用金先代墊等語（刑事案件筆錄見本院卷三第354至374頁）；上訴人上述日期門診之診間護理師曾○○則證稱：病人掛號後電腦會有資料，這些資料等上訴人完成order醫囑之後，伊才會插健保卡過卡格，過卡格是指健保局要過的卡格，再把檢查單等單子列印出來，交給上訴人的助理江○○，上訴人會把病人的健保卡交給江○○，伊有把此狀況跟當時的護理長報告等語（刑事案件筆錄見本院卷三第165至180頁）。按醫師非親自診察，不得施行治療、開給方劑或交付診斷書；醫師執行業務時，應製作病歷，並簽名或蓋章及加註執行年、月、日；前項病歷，除應於首頁載明病人姓名、出生年、月、日、性別及住址等基本資料外，其內容至少應載明下

列事項：一、就診日期。二、主訴。三、檢查項目及結果。四、診斷或病名。五、治療、處置或用藥等情形。六、其他應記載事項，醫師法第11條第1項前段、第12條第1、2項分別定有明文。上訴人既身為醫師，對於上開屬業務上應遵守之規範，當無諉稱不知之理。然依上開證人所述，可知由江○○持健保卡掛號之44位病患多數人實際上未至上訴人上述3日之門診就診，上訴人竟於未親自診察病患之情況下，製作病患於該3日就診之病歷、開立檢查單等，其已違反醫師法第11條第1項前段之規定。

4.是上訴人所為已嚴重違反醫師法等相關規定，應該當於系爭合約第4條約定之「重大違規」，及民法第489條第1項規定之「重大事由」，且已使兩造間僱傭關係之信賴動搖，則被上訴人依系爭合約第4條約定及民法第489條第1項規定，於102年10月3日以系爭會議決議及（102）○醫茂人字第0190號通知送達上訴人（原審士勞檢調第7頁，本院卷一第299頁），終止兩造間之系爭合約，應屬合法。

律師提醒

僱傭關係或是委任關係，需端視契約約定。

　　另外契約中常有「某一方違反重大事項」可以解雇或是解約等約定，若事後違反醫師法，大多會被認定為違反重大事項，可以解約。

莫名被解聘，
醫師該如何爭取自身權益？

　　郝醫生受僱於○○基督教醫院，雙方按照「○○基督教醫院醫師工作規範」成立勞動契約。某天，郝醫師收到醫院寄來的電子郵件，預告將按照雙方簽訂的主治醫師合約書第12條約定，預告終止合約，但郝醫師明明沒有違反醫師工作規範及勞動基準法規定的終止合約事由啊！

　　醫院依主治醫師合約書第12條約定，告知郝醫師一個月後合約將終止，是否合法？

　　之後郝醫師要求醫院必須分期支付費用，賠付他自「被」離職期間到復職日的損失，自各期應給付日之翌日至清償日止，按週年利率5%計算利息，是否於法有據？

臺灣高等法院臺中分院民事判決111年度重勞上字第5號

　　1.兩造於91年6月1日簽訂之主治醫師合約書是僱傭契約，且無勞基法之適用。

　　（1）按稱僱傭者，謂當事人約定，一方於一定或不定之期限內為他方服勞務，他方給付報酬之契約；稱委任

者，謂當事人約定，一方委託他方處理事務，他方允為處理之契約，民法第482條、第528條分別定有明文。又究屬僱傭或委任關係，應視其是否基於人格上、經濟上及組織上從屬性，而提供勞務等情，加以判斷，即應依契約之實質關係以為斷。至於是否具備從屬關係，則須以提供勞務時有無時間、場所之拘束性，以及對勞務給付方法之規制程度，雇主有無一般指揮監督權等為中心，再參酌勞務提供有無代替性，報酬對勞動本身是否具對價性等因素，作一綜合判斷。從而，僱傭契約係當事人之一方，在從屬於他方之關係下，提供職業上之勞動力，而由他方給付報酬之契約。可知，僱傭契約乃當事人以勞務之給付為目的，受僱人於一定期間內，應依照僱用人之指示，從事一定種類之工作，且受僱人提供勞務，具有繼續性及從屬性之關係，與委任契約之受任人處理委任事務時，並非基於從屬關係不同。

（2）次按本法（即勞基法）適用一切勞雇關係。但因經營型態、管理制度及工作特性等因素適用本法確有窒礙難行者，並經中央主管機關指定公告之行業或工作者，不適用之，勞基法第3條第3項定有明文，是勞雇關係若屬經中央主管機關指定公告之行業，自無勞基法之適用。查行政院衛生署（現改制為衛生福利部）78年11月8日衛署醫字第900817號函稱：有關醫療保健服務業，其

189

服務對象為病人，其不單為勞資關係，尚涉及醫師與病人關係，且其工作條件、工作環境、工作時數，與一般行業有別，恒具特殊性，對適用勞基法之規定，有極度困難，且其負面影響將大於正面。因此，醫療保健服務業目前應不適宜納入勞基法之適用行業範圍。

（3）故兩造間之僱傭關係既無勞基法之適用，故兩造間之僱傭關係應依民法僱傭章節規定及兩造間系爭合約書為規範基礎。

2.被上訴人於110年5月28日，依主治醫師合約書第12條約定，告知上訴人於110年6月30日終止合約，係屬合法。

（1）依系爭合約書第十條約定：「本合約採定期契約制，期滿雙方未為不續約之表示，概以續約壹年至次續聘日為止。」、第十一條約定：「乙方如約滿不擬再續約或欲提前終止合約時，須於壹個月前（若係擔任科部主任，則須於三個月前）以書面通知甲方，否則乙方須賠償甲方最近壹個月所得之違約金。」、第十二條約定：「甲方如約滿不再續約或欲提前終止合約時，亦應於壹個月前告知乙方。」（見原審卷第59頁）。依前述系爭合約書之約定可知，兩造間之僱傭契約係定期契約，雙方於契約期限屆滿時，均有權決定是否續約，即兩造於僱傭契約屆滿時，如有一方為不續約之表示，則雙方之僱傭契約即告終

止。被上訴人於110年5月28日，以電子郵件傳送終止合約書送達上訴人（見原審卷第57頁），係表示依系爭合約書第12條約定，於一個月前告知上訴人將於110年6月30日期間屆滿而終止兩造間之僱傭關係，則兩造之僱傭契約依民法第488條第1項規定已因契約期限屆滿（即110年6月30日）而消滅無誤。

（2）上訴人雖主張被上訴人之人力資源處所為通知，未以被上訴人之法定代理人名義通知而不合法云云，惟被上訴人之人力管理處為被上訴人掌管人事之最高單位，被上訴人由人力管理處代表行使人事管理權，該人力資源處自得依其人事管理權限對上訴人為上開期滿，終止兩造間僱傭關係之通知，其所為之上述通知自係合法。

（3）故兩造之僱傭契約已因期滿而於110年6月30日消滅，則上訴人請求確認兩造間僱傭關係存在，即無理由。

3.上訴人請求被上訴人自110年7月1日起至上訴人復職之日止，按月於每月26日給付上訴人46萬2,428元，及自各期應給付日之翌日至清償日止，按週年利率5%計算之利息，為無理由：按兩造間之僱傭關係業經被上訴人合法通知上訴人，於期間屆滿不再續約而於110年6月30日因期滿消滅，上訴人自110年7月1日起，對被

上訴人即無報酬給付請求權存在，上訴人本於報酬給付請求權請求被上訴人自110年7月1日起至上訴人復職之日止，按月於每月26日給付上訴人46萬2,428元，及自各期應給付日之翌日至清償日止，按週年利率5%計算之利息，於法無據，為無理由。

4. 承上，上訴人對被上訴人自110年7月1日起，對被上訴人即無報酬給付請求權存在，其訴請被上訴人給付報酬既無理由，則就上訴人已至○○綜合醫院肝膽腸胃科任職主治醫師之所得數額，本無是否應予以扣除之問題，故就上訴人已至○○綜合醫院肝膽腸胃科任職主治醫師之所得數額為何，即無再予審究之必要，爰附此敘明

5. 綜上所述，兩造之僱傭契約已因期滿而於110年6月30日消滅，則上訴人請求確認兩造間僱傭關係存在，即無理由；且上訴人對被上訴人自110年7月1日起，即無報酬給付請求權存在，上訴人請求被上訴人應給付上訴人自110年7月1日起至同意原告復職之日止，按月於每月26日給付報酬46萬2,428元。暨前開給付部分，應加付自各期應給付日之翌日起至清償日止，按週年利率百分之五計算之利息，均為無理由，應予駁回。從而原審所為上訴人敗訴之判決，並無不合。上訴論旨指摘原判決不當，求予廢棄改判，為無理由，應駁回其上訴。

律師提醒

　　勞動部於108年3月12日公告訂定「醫療保健服務業僱用之住院醫師（不包括公立醫療院所依公務人員法制進用者）適用勞動基準法」，並自108年9月1日生效。所稱住院醫師，指依醫師法第7條之1授權訂定之專科醫師之分科及甄審辦法或醫療法第18條第2項規定，接受畢業後綜合臨床醫學訓練（一般醫學訓練）、專科醫師訓練或負責醫師訓練之醫師、牙醫師及中醫師。亦即：

　　1.西醫師：接受一年期、兩年期醫師PGY訓練階段及部定二十三個專科訓練階段之醫師；不包含接受次專科訓練之醫師。

　　2.中醫師：依醫療法第18條第2項規定，接受兩年期負責醫師訓練之中醫師。

　　3.牙醫師：接受兩年期牙醫師PGY訓練及部定十個專科訓練階段之牙醫師。

　　所以大多醫師是不適用勞動基準法的，雙方僱傭契約是依民法僱傭章節規定及雙方簽訂的合約書為規範基礎。

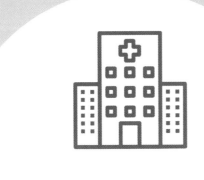

附錄

病歷資料調閱授權書範本

立授權書人_____茲授權_____人壽（產物）保險股份有限公司（下稱被授權人）向　貴醫院（診所）查詢並以書面方式提供醫療相關資料，授權查詢事項如下：

一、被查詢人基本資料

　　姓　　名：_____

　　出生年月日：___年___月___日

　　身分證統一編號：_____

二、與被查詢人之關係（請勾選）（註1）

　　□本人

　　□利害關係人（請同時勾選下列項目其中一項）

　　　　□法定代理人　□繼承人　□監護人　□輔助人

三、調閱病歷資料用途（請勾選）

　　□投保商業保險

　　　　□申請商業保險理賠

　　　　□申請商業保險契約內容異動變更（請同時勾選下列項目其中一項）（註2）

　　　　　　□補行告知　□契約轉換　□增加保險金額

四、被查詢人就診資料查閱範圍（請就查詢範圍勾選後依示填寫）

　　□被查詢人在　貴醫院（診所）之全部門、急診紀錄

　　　　□如有在　貴醫院（診所）住院者，另提供各次住院之全部出（住）院病歷摘要

　　□查詢自___年___月___日往前回溯___年（不得超過5年）之全部門、急診紀錄

　　　　□前開期間內如有在　貴醫院（診所）住院者，另提供期間內各次住院之全部出（住）院病歷摘要

　　□特定就診資料

　　查詢期間：___年___月___日前___年（月）內。

就診科別：＿＿＿＿＿＿（應具體列明，但不以一科為限）

就診病名：＿＿＿＿＿＿（應具體列明，但不以一項病名為限）

查詢項目（請勾選，可複選）：

□門、急診紀錄 □出（住）院病歷摘要 □檢驗紀錄 □護理紀錄

□其他（請填寫）＿＿＿＿＿＿＿＿＿＿＿＿

五、授權有效期間：本授權書書立日期起6個月。

六、被授權人對於因本件授權而取得之任何資料、文件、訊息等，不得違法利用侵害立授權書人、被查詢人或其他任何人之權益。被授權人如違反上開約定，應依法負擔民事、刑事及行政法等法律責任。

立授權書人另聲明同意下列事項：

一、**請就下列事項勾選，未勾選者視同僅同意以本授權書正本向 貴醫院（診所）申請查詢。**

□被授權人應以正式公文檢附本授權書正本向 貴醫院（診所）申請查詢。

□被授權人得以正式公文檢附本授權書影本向 貴醫院（診所）申請查詢，並應於本授權書影本加註「本影本與正本相同，如發生異議，一切由被授權人負完全法律責任。」之文字並加蓋與公文相關之專用圖記作背書者，立授權書人同意該授權書影本與正本具同等效力。

二、**立授權書人已知悉本授權書所授權查閱之病歷資料內容，可能含有人類免疫缺乏病毒傳染病或其他法定傳染病之資料。被授權人應向立授權書人當面口頭詳細說明，讓立授權書人確定知悉其可能授權之範圍和風險，立授權書人亦可保有相關撤回之權利。**

三、因本授權書內容或效力所生之爭議，應由被授權人負責，概予貴醫院（診所）無關，立授權書人或被查詢人不得向 貴醫院（診所）為任何法律上之主張。

此致

貴醫院（診所）

立授權書人簽名：

身分證統一編號：

聯絡地址：

聯絡電話：（　　）

被授權人：

聯絡地址：

聯絡人姓名：

聯絡電話：（　　）

本授權書書立日期：中華民國＿＿＿年＿＿＿月＿＿＿日

註：1. 利害關係人授權申請者，應同時檢附立授權書人之身分證明文件影本及證明與被查詢人間具有本授權書上所記載利害關係之文件影本（如戶口名簿、除戶戶籍謄本、法院裁定等，視利害關係人之身分提出之）。

　　2. 「補行告知」係指保險契約投保後簽發保單前新發生或發現影響保險公司危險估計之事項，由要保人（被保險人）向保險公司再行告知；「契約轉換」係指要保人以現有保險契約申請轉換為同一人壽（產物）保險公司之其他保險契約；「增加保險金額」係指要保人以現有保險契約申請增加保險金額。

○○醫院（診所）手術同意書格式

＊基本資料
病人姓名＿＿＿＿＿出生日期＿年＿月＿日 病歷號碼＿＿＿＿＿＿

一、擬實施之手術（以中文書寫，必要時醫學名詞得加註外文）

　　1.疾病名稱：

　　2.建議手術名稱：

　　3.建議手術原因：

二、醫師之聲明

　　1.我已經儘量以病人所能了解之方式，解釋這項手術之相關資訊，特別是下列事項：

　　　□需實施手術之原因、手術步驟與範圍、手術之風險及成功率、輸血之可能性

　　　□手術併發症及可能處理方式

　　　□不實施手術可能之後果及其他可替代之治療方式

　　　□預期手術後，可能出現之暫時或永久症狀

　　　□其他與手術相關說明資料，已交付病人

　　2.我已經給予病人充足時間，詢問下列有關本次手術的問題，並給予答覆：

　　　（1）＿＿＿＿＿＿＿＿＿＿＿＿＿＿＿＿＿＿＿＿＿＿＿

　　　（2）＿＿＿＿＿＿＿＿＿＿＿＿＿＿＿＿＿＿＿＿＿＿＿

　　　（3）＿＿＿＿＿＿＿＿＿＿＿＿＿＿＿＿＿＿＿＿＿＿＿

手術負責醫師

姓名：　　　　　　簽名：　　　　　　專科別：

（※衛生福利部授予之專科醫師證書科別；若無則免填）

日期：　　年　　　月　　　日　　時間：　　時　　　分

三、病人之聲明

1. 醫師已向我解釋，並且我已經了解施行這個手術的必要性、步驟、風險、成功率之相關資訊。

2. 醫師已向我解釋，並且我已經了解選擇其他治療方式之風險。

3. 醫師已向我解釋，並且我已經了解手術可能預後情況和不進行手術的風險。

4. 我了解這個手術必要時可能會輸血；我□同意 □不同意 輸血。

5. 針對我的情況、手術之進行、治療方式等，我已經向醫師提出問題和疑慮，並已獲得說明。

6. 我了解在手術過程中，如果因治療之必要而切除器官或組織，醫院可能會將它們保留一段時間進行檢查報告，並且在之後會謹慎依法處理。

7. 我了解這個手術有一定的風險，無法保證一定能改善病情。

基於上述聲明，我同意進行此手術。

立同意書人姓名：　　　　　　　　　簽名：

（※若您拿到的是沒有醫師聲明之空白同意書，請勿先在上面簽名同意）

關係：病人之　　　　　　　（立同意書人身分請參閱附註三）

身分證統一編號／居留證或護照號碼：

住址：

電話：

日期：　　　年　　　月　　　日　　時間：　　時　　分

附註：

一、手術的一般風險

　　1. 手術後，肺臟可能會有一小部分塌陷失去功能，以致增加胸腔感染的機率，此時可能需要抗生素、呼吸治療或其他必要的治療。

　　2. 除局部麻醉以外之手術，腿部可能產生血管栓塞，並伴隨疼痛和腫脹。凝結之血塊可能會分散並進入肺臟，造成致命的危險，惟此種情況並不常見。

　　3. 因心臟承受壓力，可能造成心臟病發作，也可能造成中風。

　　4. 手術過程仍可能發生難以預期的意外，甚至因而造成死亡。

二、立同意書人非病人本人者，「與病人之關係欄」應予填載與病人之關係。

三、手術同意書除下列情形外，應由病人親自簽名：

　　1. 病人為未成年人或因故無法為同意之表示時，得由法定代理人、配偶、親屬或關係人簽名。

　　2. 病人之關係人，係指與病人有特別密切關係之人，如伴侶（不分性別）、同居人、摯友等；或依法令或契約關係，對病人負有保護義務之人，如監護人、少年保護官、學校教職員、肇事駕駛人、軍警消防人員等。

　　3. 病人不識字，得以按指印代替簽名，惟應有二名見證人於指印旁簽名。

四、醫療機構應於病人簽具手術同意書後三個月內，施行手術，逾期應重新簽具同意書，簽具手術同意書後病情發生變化者，亦同。

五、手術進行時，如發現建議手術項目或範圍有所變更，當病人之意識於清醒狀態下，仍應予告知，並獲得同意，如病人意識不清醒或無法表達其意思者，則應由病人之法定或指定代理人、配偶、親屬或關係人代為同意。無前揭人員在場時，手術負責醫師為謀求病人之最大利益，得依其專業判斷為病人決定之，惟不得違反病人明示或可得推知之意思。

六、醫療機構為病人施行手術後，如有再度為病人施行手術之必要者，仍應重新簽具同意書。

七、醫療機構查核同意書簽具完整後，一份由醫療機構連同病歷保存，一份交由病人收執。

○○醫院（診所）麻醉同意書格式

```
＊基本資料
病人姓名_____出生日期__年__月__日 病歷號碼_____
```

一、擬實施之麻醉（以中文書寫，必要時醫學名詞得加註外文）

　　1.外科醫師施行手術名稱：

　　2.建議麻醉方式：

二、醫師之聲明

　　1.我已經為病人完成術前麻醉評估之工作。

　　2.我已經盡量以病人所能了解之方式，解釋麻醉之相關資訊，特別是下列事項：

　　　　□麻醉之步驟。

　　　　□麻醉之風險。

　　　　□麻醉後，可能出現之症狀。

　　　　□其他與麻醉相關說明資料，已交付病人。

　　3.我已經給予病人充足時間，詢問下列有關本次手術涉及之麻醉問題，並給予答覆：

　　　　（1）_____

　　　　（2）_____

　　　　（3）_____

麻醉醫師

姓名：　　　　　　　　　簽名：

日期：　　年　　月　　日　　時間：　　時　　分

三、病人之聲明

　　1.我了解為順利進行手術，我必須同時接受麻醉，以解除手術所造成之痛苦及恐懼。

2. 麻醉醫師已向我解釋，並且我已了解施行麻醉之方式及風險。

3. 我已了解麻醉可能發生之副作用及併發症。

4. 針對麻醉之進行，我能夠向醫師提出問題和疑慮，並已獲得說明。

基於上述聲明，我同意進行麻醉。

立同意書人姓名：　　　　　　　　　　　簽名：

（※若您拿到的是沒有醫師聲明之空白同意書，請勿先在上面簽名同意）

關係：病人之　　　　　　　　　（立同意書人身分請參閱附註三）

身分證統一編號／居留證或護照號碼：

住址：

電話：

日期：　　　年　　　月　　　日　　　時間：　　　時　　　分

附註：

一、手術過程中之麻醉，除輔助手術順利施行外，亦可免除手術時的痛苦和恐懼，並維護生理功能之穩定，但對於部分接受麻醉之病人而言，不論全身麻醉或區域麻醉，均有可能發生以下之副作用及併發症：

　1. 對於已有或潛在性心臟血管系統疾病之病人，於手術中或麻醉後較易引起突發性急性心肌梗塞。

　2. 對於已有或潛在性心臟血管系統或腦血管系統疾病之病人，於手術中或麻醉後較易發生腦中風。

　3. 緊急手術，或隱瞞進食，或腹內壓高（如腸阻塞、懷孕等）之病人，於執行麻醉時有可能導致嘔吐，因而造成吸入性肺炎。

　4. 對於特異體質之病人，麻醉可引發惡性發燒（這是一種潛在遺傳疾病，現代醫學尚無適當之事前試驗可預知）。

　　5. 由於藥物特異過敏或因輸血而引致之突發性反應。

　　6. 區域麻醉有可能導致短期或長期之神經傷害。

　　7. 其他偶發之病變。

二、立同意書人非病人本人者，「與病人之關係欄」應予填載與病人之關係。

三、麻醉同意書除下列情形外，應由病人親自簽名：

　　1. 病人為未成年人或因故無法為同意之表示時，得由法定代理人、配偶、親屬或關係人簽名。

　　2. 病人之關係人，係指與病人有特別密切關係之人，如伴侶（不分性別）、同居人、摯友等；或依法令或契約關係，對病人負有保護義務之人，如監護人、少年保護官、學校教職員、肇事駕駛人、軍警消防人員等。

　　3. 病人不識字，得以按指印代替簽名，惟應有二名見證人於指印旁簽名。

四、手術進行時，如發現建議麻醉項目或範圍有所變更，當病人之意識於清醒狀態下，仍應予告知，並獲得同意，如病人意識不清醒或無法表達其意思者，則應由病人之法定或指定代理人、配偶、親屬或關係人代為同意。無前揭人員在場時，麻醉醫師為謀求病人之最大利益，得依其專業判斷為病人決定之，惟不得違反病人明示或可得推知之意思。

五、醫療機構為病人施行手術後，如有再度為病人施行手術之必要，配合手術需施行麻醉者，仍應重新簽具麻醉同意書。

六、醫療機構查核同意書簽具完整後，一份由醫療機構連同病歷保存，一份交由病人收執。

美容醫學處置（含美容醫學針劑注射處置）
同意書及說明書範本

序號	項目名稱	備註
1	乳房整形手術同意書及說明書（範本）	請參考○○○○手術同意書（範本）
2	乳房重建手術同意書及說明書（範本）	請參考○○○○手術同意書（範本）
3	上下眼瞼整形手術同意書及說明書（範本）	請參考○○○○手術同意書（範本）
4	鼻部整形手術同意書及說明書（範本）	請參考○○○○手術同意書（範本）
5	拉皮手術同意書及說明書（範本）	請參考○○○○手術同意書（範本）
6	腹部整形手術同意書及說明書（範本）	請參考○○○○手術同意書（範本）
7	植髮手術同意書及說明書（範本）	請參考○○○○手術同意書（範本）
8	抽脂手術同意書及說明書（範本）	請參考○○○○手術同意書（範本）
9	皮膚科一般手術同意書及說明書（範本）	請參考○○○○手術同意書（範本）
10	一般整形手術同意書及說明書（範本）	請參考○○○○手術同意書（範本）
11	狐臭治療手術同意書及說明書（範本）	請參考○○○○手術同意書（範本）
12	顱顏部整形重建手術同意書及說明書（範本）	請參考○○○○手術同意書（範本）
13	雷射治療同意書及說明書（範本）	
14	削骨手術同意書及說明書（範本）	請參考○○○○手術同意書（範本）
15	肉毒桿菌素注射劑處置同意書及說明書（範本）	請參考○○○注射劑處置同意書（範本）
16	玻尿酸皮下植入物注射劑處置同意書及說明書（範本）	請參考○○○注射劑處置同意書（範本）

注意事項：本附錄提供手術同意書範本，惟各項手術之「附註」事項各有不同，仍應留意補充重要、完整附註內容。

○○○○手術同意書（範本）

病人姓名：_____　病人出生日期：___ 年 ___ 月 ___ 日

病人病歷號碼：_____　手術負責醫師姓名：_____

一、擬實施之手術（如醫學名詞不清楚，請加上簡要解釋）

　　1. 建議手術名稱（部位）：

　　2. 建議手術原因：　　　　　　　　　（有患側區別者，請加註部位）

　　3. 各項費用：　　　　　　　　　　　　　（單位：新臺幣元）

編序	項目名稱	自費費用	地方衛生主管機關核定收費
1			
2			
3			
4			

二、醫師之聲明（有告知項目打「V」，無告知項目打「X」）

　　1. 我已經儘量以病人所能了解之方式，解釋這項手術之相關資訊，特別是下列事項：

　　　□需實施手術之原因、手術步驟與範圍、手術之風險及成功率、輸血之可能性

　　　□手術併發症及可能處理方式

　　　□不實施手術可能之後果及其他可替代之治療方式

　　　□預期手術後，可能出現之暫時或永久症狀

　　　□此手術非屬急迫性質，不於說明當日進行手術，應經充分時間考慮後再決定施作與否

　　　□如另有手術相關說明資料，我並已交付病人

　　2. 我已經給予病人充足時間，詢問下列有關本次手術的問題，並給予答覆：

　　　（1）_____

　　　（2）_____

　　　（3）_____

手術負責醫師簽名：

日期：＿＿＿＿年＿＿＿＿月＿＿＿＿日

時間：＿＿＿＿時＿＿＿＿分

醫師專科別及
專科證書字號：＿＿＿＿＿＿＿＿＿＿＿＿＿＿＿＿＿＿

三、病人之聲明

1. 醫師已向我解釋，並且我已經了解施行這個手術的必要性、步驟、風險、成功率之相關資訊。

2. 醫師已向我解釋，並且我已經了解選擇其他治療方式之風險。

3. 醫師已向我解釋，並且我已經了解手術可能預後情況和不進行手術的風險。

4. 我了解這個手術必要時可能會輸血；**我□同意□不同意輸血。**（醫療法第63條規定但如情況緊急，不在此限）

5. 針對我的情況、手術之進行、治療方式等，我能夠向醫師提出問題和疑慮，並已獲得說明。

6. 我了解在手術過程中，如果因治療之必要而切除器官或組織，醫院可能會將它們保留一段時間進行檢查報告，並且在之後會謹慎依法處理。

7. 我了解這個手術無法保證一定能改善病情。

8. 醫師已給我充分時間考慮是否接受施作。

基於上述聲明，我同意進行此手術。

立同意書人簽名：　　　　關係：病人之　　　電話：（0　）

住址：　　　　　　　　　　日期：　　年　　　月　　　日

時間：　　時　　　分

見證人簽名：　　　　　　□不需見證人，簽名：日期：　年　　月　　日

時間：　　時　　　分

附註：

一、一般手術的風險

    1. 除局部麻醉以外之手術，肺臟可能會有一小部分塌陷失去功能，以致增加胸腔感染的機率，此時可能需要抗生素和呼吸治療。

    2. 除局部麻醉以外之手術，腿部可能產生血管栓塞，並伴隨疼痛和腫脹。凝結之血塊可能會分散並進入肺臟，造成致命的危險，惟此種情況並不常見。

    3. 因心臟承受壓力，可能造成心臟病發作，也可能造成中風。

    4. 醫療機構與醫事人員會盡力為病人進行治療和手術，但是手術並非必然成功，仍可能發生意外，甚至因而造成死亡。

二、立同意書人需由病人親自簽具；但病人如為未成年人或不能親自簽具者，得由醫療法第六十三條第二項規定之人員簽具〈民法規定：年滿20歲為成年人〉。

三、**立同意書人非病人本人者，「與病人之關係欄」應予填載與病人之關係。**

四、見證人部分，如無見證人得免填載，但請勾選「不需見證人」並簽名。

五、未滿十八歲之未成年人施作非醫療必要之美容手術，為醫師法第二十八條之四第一款規定不得執行之醫療行為。

乳房整形手術說明（範本）

　　這份說明書是用來解說病人的病情及接受「乳房整形手術」的目的、方法、效益、可能併發症、成功率、其他替代方案、復原期可能遇到的問題以及未接受處置可能出現的後果，做為病人與醫師討論時的資料。經醫師說明後仍有疑問，請在簽署同意書前與醫師討論。

1、接受乳房整形手術之病情說明：

　　病人因乳房發育不良、產後萎縮、下垂或因發育過大而需接受乳房整形手術。

2、手術目的：

　　透過隆乳手術，將發育不良或萎縮的乳房增大，乳房整形手術之目的在於改善乳房美形，建議病患接受手術時應年滿18歲，此時乳房的發育大致完成，心理狀況也較能調適。透過縮乳或提乳手術，減少乳房組織或提升乳房至正常位置，並達到美觀的目的。

3、執行方法：

　（1）若有下列情形，請於術前主動告知醫師：1.有血液凝血功能不良傾向。2.有疤痕增生體質。3.有藥物過敏。4.有吸菸、喝酒習慣。5.過去曾接受手術。6.正在使用阿斯匹靈、維他命E、可邁丁（Warfarin）等影響血液凝固的藥物。7.有糖尿病、高血壓、心臟病、血管硬化等慢性疾病。

　（2）隆乳手術：「義乳隆乳」的方式有許多種，依材質分為鹽水袋和果凍矽膠；依表面有光滑面和絨毛面的分別；依切口方式分為腋下、乳暈旁和乳下緣切口；依據置放的空間可分為胸大肌下與乳腺筋膜下。「自體脂肪隆乳」，抽出自身的脂肪純化後，再注射到胸部作隆乳，各種方式有其優缺點，術前應與醫師詳加討論，找出最適合自己的方式。

　（3）縮乳或提乳手術：「縮乳手術」是把乳房多餘的乳腺組織，脂肪及皮膚切除，乳暈及乳頭上移，以重建一個正常大小的乳房．疤痕以倒T字型、I字型或環乳暈的方式完成。「提乳

手術」類似縮乳手術,差異在於切除的乳腺組織較少(或不切除乳腺組織)。無論縮乳或提乳,目的都是改善乳房至正常大小與美形,然而東方人疤痕較明顯,術後疤痕往往清晰可見。

4、手術的預期效果:

(1)隆乳手術:將發育不良或萎縮的乳房增大,以得到較佳的美觀;使雙側不對稱的乳房,藉由隆乳的方式,得到較佳的對稱性。

(2)縮乳或提乳手術:緩解多餘乳房組織引起的背(頸)部及肩膀疼痛及內衣肩帶所引起的不適;緩解乳房皺折引起的皮膚刺激;改善拉扯的皮膚造成的大乳量。

(3)乳頭美容手術:乳頭美容手術包含乳頭縮小及乳頭凹陷矯正。乳頭凹陷為先天性的問題,手術可以改善乳頭清潔及美觀效果,然而哺餵母乳之可能性於術前的嚴重程度已決定,手術無法真正改善。乳頭縮小手術適用於乳頭過度肥厚的患者,術前應針對希望的乳頭大小、高度與醫師做溝通。

5、可能併發症與發生機率及處理方法(包含如下但不在此限):(加入仿單之併發症)

(1)隆乳手術

①包膜(莢膜)攣縮:3-18%;當義乳植入人體後,組織會因異物反應而形成一層纖維化的外膜將義乳包住,此即為莢膜,若莢膜攣縮初期外觀不佳,嚴重時則會有疼痛的感覺,後要手術放鬆;發生初期需以按摩與適當的物理治療處理,若形成嚴重的包膜攣縮,則需再次手術。為預防莢膜攣縮,術後應與醫師配合,在指導下做術後按摩,並定期回診。

①義乳的滲漏與破裂:十年內破裂的可能性0.5-5.5%不等;義乳可承受極大的壓力(200磅/平方公分),但如針刺或遭瞬間撞擊時仍可能破裂,義乳滲漏後會造成兩邊胸部大小不一,需再次手術更換新的義乳,請立刻和醫師聯絡。

③兩側不對稱：1.8-6.7%；術前雙側的乳房高低與大小通常是不一樣的，這個情況在半邊胸部發育不良的情況會更明顯，在手術時醫師會可能調整以達到兩側盡量一致，但術後仍可能有一定程度的不對稱（如乳頭位置或乳房大小的不同）。

④義乳移位：3.5-7.7%，為了讓義乳維持在適當的位置，除了術後遵循醫囑按摩，應定期回診；輕微的移位可靠按摩或胸罩來調整，嚴重的義乳移位則可考慮再次手術來調整位置。

⑤出血：1-2%；手術中醫師會盡可能以內視鏡作止血的動作，但仍無法完全避免出血，輕微的出血靠加壓即可止血，若發生嚴重或持續的血腫，則可能需再次手術止血並清除血塊。

⑥術後感染：1-2%；若發生感染，則需接受抗生素治療，若經抗生素治療仍無法改善病況的話，則需接受義乳移除手術。

⑦乳頭與乳房皮膚感覺異常：1-2%；大多數人於手術後數月內會逐漸恢復正常或減輕，僅少數的人會有部分區域的局部或永久感覺喪失。

⑧乳房植入物相關的間變性大細胞淋巴癌（BIA-ALCL）之風險：依據美國食品藥物管理局報告及相關文獻指出，與沒有乳房植入物的婦女相比，有乳房植入物的婦女發生ALCL的風險較高，發生平均時間為植入義乳後8至10年，又植入紋理面（絨毛面）義乳之發生率高於植入平滑面義乳之發生率；若發生不明原因之積液、乳房腫塊或淋巴腫大，應詢求相關專科醫師診斷治療。

（2）縮乳或提乳手術

①疤痕：視切口方式不同以及手術前乳房肥大與下垂的程度，而產生不同長度的疤痕，醫生會盡量朝美觀的方向作縫合，但疤痕仍無可避免。

②皮膚壞死或切開傷口癒合不良：5.4-19%；較易在抽菸的患者身上發生，若發生則需要較常的換藥與復原期。

③乳頭或乳暈壞死：0-7%；若發生則需要較常的換藥與復原

期，乳頭完全壞死的可能性極低，醫師會盡量避免，若發生則需考慮再次手術以重建乳頭。

④兩邊不對稱：8-21%；術前雙側的乳房高低與大小通常是不一樣的，在手術時醫師會可能調整以達到兩側盡量一致，但術後仍可能有一定程度的不對稱（如乳頭位置或乳房大小的不同）；輕微的不對稱是正常可接受的，若有明顯的不對稱，則可再次手術調整形狀。

⑤血腫：0-1%；若有需要，術中醫師會放置導流管，嚴重或持續的血腫，有時需接受再次手術以清除血腫。

⑥乳頭以及乳房感覺異常：0-9.5%；大多數人於手術後數月內會逐漸恢復正常或減輕，僅少數的人會有部分區域的局部或永久感覺喪失。

⑦感染：約3-4%；輕微感染需藉由抗生素治療，嚴重感染則可能需接受清創手術治療。

6、替代處置方案：

（1）隆乳手術替代處置方案：配戴義乳可在穿衣服與胸罩時得到不錯的胸型，好處是可隨己意決定穿戴大小、不需承擔手術風險；但缺點為：需每天更替與穿戴、劇烈活動時有走位的可能、義乳表面物與皮膚摩擦易有濕疹、不穿衣服時仍可見明顯乳房萎縮或發育不全等問題。

（2）縮乳或提乳手術替代處置方案：無

（3）乳頭縮小或乳頭凹陷矯正手術：無

7、未處置之風險：無

8、術後復原期可能出現的問題：

（1）隆乳手術

①術後第1天即可下床走動，術後3天後可淋浴，但事後須保持傷口乾爽。須使用抗生素至醫囑停藥為止，避免感染。

②第1個星期不要舉重物或抱小孩。術後1至2週回門診及拆線，一開始多少會有一些瘀血及腫脹，大部分腫脹會在1個

月內消失，期間可溫敷，但不宜太熱或太久；激烈運動應在術後6週後再開始。

③術後醫師及護理師會指導術後照顧，不同材質義乳照顧略有不同，應與醫師配合，以達到最佳手術效果。

（2）縮乳或提乳手術

①術後會用彈性紗布或膠布固定，穿戴支持性內衣以減少腫脹以及支撐乳房，防止血腫。

1. 術後第2天傷口會腫脹，在第4天後逐漸消腫，傷口及引流管需按時護理

2. 術後的3天內可用冷毛巾或冰水袋冰敷手術部位，減輕腫脹。1週後可以改用溫毛巾熱敷促進腫脹的消除。

②傷口約在術後1到2週會逐漸癒合，醫生會視癒合狀況拆掉縫線，因乳房整形手術而產生的疤痕一般需經過半年的照顧才會逐漸不明顯。術後1個月開始可持續按摩減少疤痕及緊痛，約3至6個月。

③正常的作息：術後的生活作息一定要正常，要有充分的休息。

（3）乳頭手術

乳頭手術術後傷口需按醫囑換藥，並且避免穿著過緊的內衣，以免影響乳頭血液循環。若術後有輕微出血，可壓迫止血，但出血量大或極度疼痛無法緩解時，應立即回診。

9、其他補充說明：

（1）每次手術發生之費用，均以當次手術為限，如須再次手術或後續治療時，費用將另行採計。各項費用之收費項目及金額，均已明確告知。

（2）有抽菸者，最好請先戒菸一個月，因抽菸會抑制血流到皮膚，影響傷口癒合。

（3）若有服用抗凝血藥物者，請先和您的內科醫師討論後，停藥1-2個星期，以免造成凝血異常，影響傷口癒合。

（4）此手術非屬急迫性質，不於說明當日進行，應經充分時間考

　　　　慮後再決定施作與否。

10、病人、家屬問題：

　　（1）_____

　　（2）_____

　　（3）_____

病人（或家屬／法定代理人）：_____（簽章）

□我已了解上述說明，並同意乳房整形手術（請簽署乳房整形手術同
　　意書）。

□我已了解上述說明，並拒絕乳房整形手術。

與病人之關係：_____（請務必填寫）

解釋醫師：_____（簽章）

醫師專科別及

專科證書字號：_____

西元　　　年　　　月　　　日　　　時　　　分

乳房重建手術說明（範本）

　　本說明書是用來解說病人病情、接受「乳房重建手術」的目的、方法、效益、併發症、成功率、其他替代方案、復原期的問題及未接受處置的後果。經醫師說明後仍有疑問，請於簽署同意書前與醫師討論。

1、病情說明：

　　讓因疾病、外傷或先天性因素而失去乳房的女性，接受乳房切除手術後立即或延遲性的接受重建手術，使其恢復有雙側乳房的感覺，恢復其在生活與心理上之自信。

2、目的與效益：

　　（1）立即性乳房重建，可減少因乳房切除後而造成的失落感或適應期。

　　（2）延遲性乳房重建，可使原本較緊的胸部皮膚得到改善。

3、建議方法：

手術方式	手術時間	住院天數	作法	優點	缺點
義乳植入（Implant）	約1小時	立即性：3-5天	立即性重建：一次完成義乳植入	1.手術時間短 2.成功率98-100%，可達到穿衣服對稱的外觀 3.無另外傷口	1.不自然 2.約21.5%胸部不對稱 3.莢膜攣縮，五年約30% 4.約有12.9%發生滲漏 5.約有15.8%發生感染 6.8.6%傷口癒合緩慢 7.放射治療後病人建議避免
		延遲性：不需住院	延遲性重建：分兩次完成 第一次：植入組織擴張器 第二次（與第一次約隔3個月）：植入生理食鹽水袋		
局部闊背肌皮瓣（Pedicle LD flap）	約3小時	3至5天	將闊背肌皮瓣轉移至胸部	1.手術時間短 2.術後恢復快 3.成功率99-100%	1.通常肌肉皮瓣的量不夠，且易萎縮 2.觸感不好，較硬 3.肩部有時會緊緊的 4.背部有疤痕

局部橫腹直肌皮瓣重建（Pedicle TRAM flap）	約4小時	7至10天	將腹部皮瓣、脂肪及一側腹直肌經由上腹部的隧道轉移至胸部，不需顯微手術接血管	1.自然 2.對稱 3.柔軟 4.成功率99-100%	1.部分脂肪壞死約7-30%，範圍較大 2.部分皮瓣壞死約3-15% 3.腹部後遺症（如疝氣、腹部無力）約3-15% 4.腹部較痛
深下腹動脈穿通枝皮瓣（DIEP flap）＊下臀動脈穿通枝皮瓣（GAP flap）	6至10小時	7至10天	將腹部皮瓣包括皮膚、脂肪連同供應營養的動靜脈轉移至胸部後，將其血管以顯微手術與胸部血管連接，其後需在加護病房監測血管情況，約3-5天。＊是類似手術，利用臀部皮瓣脂肪重建	1.觸感佳、自然、對稱、柔軟 2.保留腹部肌肉，術後不會有腹部無力現象 3.腹部傷口較不痛、恢復快 4.病人滿意度最高 5.成功率98%	1.手術及住院時間較長 2.因顯微手術，術後需臥床休息3-5天 3.部分脂肪壞死約3-5%，範圍較小 4.部分皮瓣壞死機率約1-2% 5.傷口發炎約2-3% 6.疝氣約小於1%

4、可能併發症與發生機率及處理方法（包含如下但不在此限）：

這風險會依病人整體的身體健康狀況與及手術的嚴重程度而異。由於每一個病人都有不同的特殊風險與體質，故病人應於術前告知醫師現在用藥、過去病史和藥物過敏史，以使醫師可採取應有的預防措施，以確保手術順利進行。

（1）義乳置入（或組織擴張器）重建

　　①胸部不對稱：約21.5%；可能須手術調整

　　②莢膜攣縮：五年約30%；嚴重者可能需接受放鬆手術

　　③滲漏：12.9%；併發有變形者需要更換或取出植入物

　　④感染：15.8%；輕微者以抗生素治療，嚴重者或持續感染則需取出植入物

　　⑤傷口癒合緩慢：8.6%；需長期的換藥

⑥乳房植入物相關的間變性大細胞淋巴癌（BIA-ALCL）之風險：依據美國食品藥物管理局報告及相關文獻指出，與沒有乳房植入物的婦女相比，有乳房植入物的婦女發生ALCL的風險較高，發生平均時間為植入義乳後8至10年，又植入紋理面（絨毛面）義乳之發生率高於植入平滑面義乳之發生率；若發生不明原因之積液、乳房腫塊或淋巴腫大，應詢求相關專科醫師診斷治療。

（2）局部闊背肌皮瓣（Pedicled LD flap）

　①血清腫（seroma）：10-30%；若發生則須較長期的引流

　②背部麻或緊：50%；術後勤勞的復健可改善與降低嚴重度

　③無法從事粗重工作：33-39%

　④部分或全部皮瓣壞死：<1%；可能需清創手術

（3）局部橫腹直肌皮瓣重建（Pedicled TRAM flap）

　①部分脂肪壞死：7-30%；可能需清創手術

　②部分皮瓣壞死：3-15%；可能需清創手術

　③腹部後遺症（如疝氣、腹部無力）：3-15%；可能須手術重建腹壁筋膜

　④腹部較痛

（4）接受深下腹動脈穿通枝皮瓣（DIEP flap）移植者

　①部分脂肪壞死：2-3%；可能需清創手術

　②傷口裂開：2-3%；需長期換藥，可能需清創手術

　③部分皮瓣壞死：1-2%；可能需清創手術

　④全部皮瓣壞死：1-2%；可能需清創手術

　⑤腹部疝氣：<1%；可能須手術重建腹壁筋膜

（5）任何手術皆可能有感染與出血之併發症；接受皮瓣移植術者，有可能對血管吻合術中所注射之促進血液循環藥物過敏而危及生命。

（6）其他偶發病變或併發症。

5、替代處置方案：穿戴義乳

（1）優點：是可隨已意決定穿戴大小、不需承擔手術風險。

   （2）缺點：需每天更替與穿戴，劇烈活動時有走位的可能，義乳表面物與皮膚摩擦易有濕疹，不穿衣服時仍有明顯乳房變形或缺損等等

6、未處置之風險：未選擇乳房重建手術並不會發生風險。

7、術後復原期可能出現的問題：

  （1）最不舒服感約於術後24-48小時，爾後慢慢減少。

  （2）術後48小時，請飲用液體食物如牛乳、果汁或湯。

  （3）禁止抽菸，請勿聞到二手菸，因為尼古丁會造成血管收縮。

  （4）重建的乳房會有點腫脹及輕微瘀血，於術後一星期開始消退。

  （5）引流管一般於術後1-2週，若引流管內液體量大於每天30C.C.，則需多引流幾天，只要每天記錄引流量及倒掉引流液即可。引流管可在門診時由醫師拔掉。

  （6）傷口上有3M透氣膠布，通常不需要換藥，但有時皮膚會癢。接受腹部皮瓣手術者肚臍需擦藥膏，每天二次，肚臍上的線約術後三星期於門診折線。

  （7）術後一星期可以淋浴洗澡，若接受腹部皮瓣手術，術後二星期內走路最好彎腰，而且膝蓋彎曲，直到腰部不覺得緊緊的。睡覺時膝蓋可墊2-3個枕頭。

  （8）患側肩關節，在術後2週內勿劇烈運動，尤其是「外展90度」及向身體夾緊。

  （9）術後，紗布拿掉後，即可穿胸罩。

8、其他補充說明：

  （1）若有下列情形，請於術前主動告知醫師：

   ①有血液凝血功能不良傾向

   ②有糖尿病、高血壓、心臟病、血管硬化等慢性疾病

   ③有疤痕增生體質

   ④正在使用阿斯匹靈、維他命E、可邁丁（Warfarin）等影響血液凝固的藥物

   ⑤有吸菸、喝酒習慣

   ⑥有藥物過敏

⑦過去有接受手術

（２）有抽菸者，最好請先戒菸一個月，因抽菸會抑制血流到皮膚，影響傷口癒合。

（３）若有服用抗凝血藥物者，請先和您的內科醫師討論後，停藥1-2星期，以免造成凝血異常，影響傷口癒合。

（４）每次手術費用，均以當次手術為限，如須再次手術或後續治療時，費用將另行採計。各項費用之收費項目及金額，均已明確告知。

（５）此手術非屬急迫性質，不於說明當日進行，應經充分時間考慮後再決定施作與否。

9、病人、家屬問題：

（１）＿＿＿＿＿＿＿＿＿＿＿＿＿＿＿＿＿＿＿＿＿＿＿
（２）＿＿＿＿＿＿＿＿＿＿＿＿＿＿＿＿＿＿＿＿＿＿＿
（３）＿＿＿＿＿＿＿＿＿＿＿＿＿＿＿＿＿＿＿＿＿＿＿

病人（或家屬／法定代理人）：＿＿＿＿＿＿＿＿＿（簽章）
□我已了解上述說明，並同意乳房重建手術（請簽署乳房重建手術同意書）。
□我已了解上述說明，並拒絕乳房重建手術。

與病人之關係：＿＿＿＿＿＿＿＿＿＿＿＿（請務必填寫）

解釋醫師：＿＿＿＿＿＿＿＿＿＿＿＿＿＿（簽章）
醫師專科別及
專科證書字號：＿＿＿＿＿＿＿＿＿＿＿＿＿＿

西元　　年　　月　　日　　時　　分

上下眼瞼整形手術說明（範本）

　　這份說明書是用來解說病人的病情及接受「上下眼瞼整形手術」的目的、方法、效益、可能併發症、成功率、其他替代方案、復原期可能遇到的問題以及未接受處置可能出現的後果，做為病人與醫師討論時的資料。經醫師說明後若仍有疑問，請在簽署同意書前與醫師討論。

1、接受上下眼瞼整形手術之病情說明：

眼瞼醜形可能是先天形成或後天老化所產生，上眼瞼常見狀況為單眼皮，眼瞼裂過小，眼皮脂肪累積，眼瞼下垂，眼瞼皮膚鬆弛；下眼瞼則為結締組織鬆弛導致眼袋脂肪突出，淚溝明顯，以及皮膚鬆弛等症狀。另疾病或外傷也可導致眼瞼缺損或醜形。

2、手術目的：改善眼瞼外觀。

3、手術方法：

用外科手術改善眼瞼外觀，視需要可能需移除多餘皮膚及脂肪組織，建立雙眼皮皺摺，或用組織移植等方式重建眼瞼缺損。若有下列情形，請於術前主動告知醫師：

（1）血液凝血功能不良傾向。

（2）有疤痕增生體質。

（3）有藥物過敏。

（4）有吸菸、喝酒習慣。

（5）過去曾接受手術。

（6）正在使用可邁丁（Warfarin）、阿斯匹靈、維他命 E 等影響血液凝固藥物。

（7）有糖尿病、高血壓、心臟病、血管硬化等慢性疾病。

4、處置的好處：改善眼瞼外觀。

5、併發症及後遺症發生機率及處理方法（包含如下但不在此限）：

（1）血腫或手術後再出血。

（2）傷口感染、疤痕增生肥厚或攣縮。

（3）眼睛異物感或流淚。

（4）縫線鬆移、脫出、甚至雙眼皮不明顯或消失之現象

（5）眼瞼整形手術者，術後可能因疤痕反應造成眼瞼外翻或雙眼不對稱之一時性現象，此多半會在術後半年左右，疤痕穩定後逐漸改善。

（6）術後初期，可能因眼瞼腫脹造成複視或視力模糊，多半在術後1至2天逐漸改善

（7）少數病人有眼球後積血壓迫眼球的現象。（0.05%術後眼球後積血並造成視覺喪失，0.0045%術後眼球後積血並造成永久性視覺喪失；Ophthal Plast Reconstr Surg. 200420:426-432）。暫時或永久性複視（0.2%;Ann Ophthalmol.1984）

（8）其他偶發病變及併發症。

6、術後復原期可能發生的問題：

（1）眼瞼腫脹及瘀血：每小時冰敷10至20分鐘（時間以可忍受為主勿勉強）可能減輕傷口血腫及疼痛感。

（2）血腫：術後請勿低頭或用力做事，以免血壓上升或眼瞼充血而引發血腫。

（3）傷口癒合不良：勿食辛辣、酒等刺激性食物，勿抽菸或吸二手菸，生活作息盡量正常，以免傷口癒合不好。傷口須按時換藥照護。

（4）疤痕：傷口癒合後的疤痕為粉紅色。須經3至6個月的照顧按摩淡化。

（5）由醫師安排回診拆線時間，如傷口有大量出血、嚴重疼痛、局部發炎或身體不適，請儘速到醫院就醫。

7、其他補充說明：

（1）每次手術費用，均以當次手術為限，如須再次手術或後續治療時，費用將另行採計。各項費用之收費項目及金額，均已明確告知。

（2）此手術非屬急迫性質，不於說明當日進行，應經充分時間考慮後再決定施作與否。

（3）有抽菸者，最好請先戒菸兩週以上，因抽菸會抑制血流到皮膚，影響傷口癒合。

（4）若有服用抗凝血藥物者，請與內科醫師討論後，停藥1-2週，以免造成凝血異常，影響傷口癒合。

8、參考文獻：

（1）Hass, Andrea N.; Penne, Robert B.; Stefanyszyn, Mary A.; Flanagan, Joseph C. Incidence of Postblepharoplasty Orbital Hemorrhage and Associated Visual Loss. Ophthal Plast Reconstr Surg. 2004;20:426-432.

（2）Hayworth RS, Lisman RD, Muchnick RS, Smith B. Diplopia following blepharoplasty. Ann Ophthalmol. 1984;16:448-451

9、病人、家屬問題：

（1）_____

（2）_____

（3）_____

病人（或家屬／法定代理人）：_____（簽章）

□我已了解上述說明，並同意上下眼瞼整形手術（請簽署上下眼瞼整形手術同意書）。

□我已了解上述說明，並拒絕上下眼瞼整形手術。

與病人之關係：_____（請務必填寫）

解釋醫師：_____（簽章）

醫師專科別及
專科證書字號：_____

西元_____年_____月_____日_____時_____分

鼻部整形手術說明（範本）

　　這份說明書是用來解說病人的病情及接受「鼻部整形手術」的目的、方法、效益、可能併發症、成功率、其他替代方案、復原期可能遇到的問題以及未接受處置可能出現的後果，做為病人與醫師討論時的資料。經醫師說明後若仍有疑問，請在簽署同意書前再與醫師討論。

1、病情說明：鼻部因外傷、先天性問題、腫瘤導致鼻部美觀或是功能產生問題及病變。

2、手術目的：

　　利用鼻部整形手術方式得以矯正或改善上述問題所導致的鼻部功能性及美觀性的問題及病變。

3、手術方法：

　　可利用開放式鼻整形或是閉鎖性鼻整形法進行手術。將有問題的鼻部解剖構造如鼻軟骨、鼻骨、鼻中隔做調整。有時須伴隨自體材料的移植（如耳軟骨、鼻中隔軟骨、肋骨、筋膜、脂肪等）或是利用人工的材料進行鼻部整形重建手術。若有下列情形，請於術前主動告知醫師：1.有血液凝血功能不良傾向。2.有疤痕增生體質。3.有藥物過敏。4.有吸菸、喝酒習慣。5.過去曾接受手術。6.正在使用阿斯匹靈、維他命E、可邁丁（Warfarin）等影響血液凝固的藥物。7.有糖尿病、高血壓、心臟病、血管硬化等慢性疾病。

4、處置的好處：

　　能夠改善因鼻部因外傷、先天性問題、腫瘤導致鼻部美觀或是功能產生問題及病變。

5、併發症及後遺症發生機率及處理方法（包含如下但不在此限）：

　　（1）局部出血、瘀青、血腫或術後再出血，須持續壓迫止血或行清創手術移除血腫

　　（2）傷口感染，須持續抗生素治療或行清創手術。也有可能須將植入物完全移除

（3）肥厚性的疤痕並不常見，鼻部疤痕可能會不雅觀並和周圍的皮膚有不同的顏色，為了治療不正常的疤痕，可能需要其他的療法，包括外科手術在內。

（4）傷口癒合的時間較長：傷口裂出或癒合時間較長都有可能，極少數病患有鼻尖端皮膚潰爛壞死之可能，這可能需經常更換傷口敷料或進一步手術移除壞死組織。吸菸會明顯增加皮膚壞死和傷口癒合問題併發症的機會。

（5）過敏反應：有極少數的病例報告有對膠帶、縫線、消毒藥水的局部過敏情況發生，比較嚴重的全身性過敏反應可能會在手術中或服藥時因藥物而產生，過敏反應需要額外的處置治療。

（6）植入物異物反應、鬆移、歪斜、脫出、甚至感染，有時需移除植入物。

（7）如有取耳軟骨病患。有耳朵變形、出血、傷口癒合不良及感染之可能性，有時須手術處理。

（8）**鼻部手術有失明與中風的罕見風險，如有視力模糊、口齒不清或半邊臉部麻痺等症狀產生，請立即詢問您的主治醫師並立即就醫。**

（9）醫療機構與醫事人員會盡力為病人進行治療和手術，但是手術並非必然成功，仍可能發生意外，甚至因而造成死亡。

6、替代處置方案：

可採用非手術侵入性方式，如填充物注射等（仍有傷口感染、皮膚壞死、異物反應、失明、中風等問題）。

7、未處置之風險：無，只是持續有鼻部外觀及功能上問題。

8、術後復原期可能發生的問題：

（1）手術部位局部瘀青及水腫將於術後1至2週改善。

（2）鼻頭水腫為淋巴回流不良所引起，約術後1至2個月慢慢改善。

（3）因鼻黏膜水腫造成的鼻塞，於1至2週內會改善。

（4）局部皮膚感覺異常，因感覺神經受損，將於術後3至6個月慢慢自動恢復。

（5）少數病患有術後頭痛、失眠或睡眠不良的情況，於數週內改善。

9、其他補充說明：

（1）每次手術發生之費用，均以當次手術為限，如須再次手術或後續治療時，費用將另行採計。各項費用之收費項目及金額，均已明確告知。

（2）此手術非屬急迫性質，不於說明當日進行，應經充分時間考慮後再決定施作與否。

（3）有抽菸者，最好請先戒菸一個月，因抽菸會抑制血流到皮膚，影響傷口癒合。

（4）若有服用抗凝血藥物者，請與內科醫師討論後，停藥1-2週，以免造成凝血異常，影響傷口癒合。

10、參考文獻：

（1）Toriumi DM, Pero CD. Asian rhinoplasty. Clin Plast Surg. 2010;37:335-352.

（2）Bateman N, Jones NS. Retrospective review of augmentation rhinoplasties using autologous cartilage grafts. J Laryngol Otol. 2000;114:514-518.

（3）Yilmaz M, Vayvada H, Menderes A, Mola F, Atabey A. Dorsal nasal augmentation with rib cartilage graft: Long-term results and patient satisfaction. J Craniofac Surg. 2007;18:1457-1462.

（4）Won TB, Jin HR. Revision rhinoplasty in Asians. Ann Plast Surg. 2010;65:379-384.

（5）Kridel RW, Ashoori F, Liu ES, Hart CG. Long-term use and follow-up of irradiated homologous costal cartilage grafts in the nose. Arch Facial Plast Surg. 2009;11:378-394.

（6）Adams WP Jr, Rohrich RJ, Gunter JP, Clark CP, Robinson JB Jr. The rate of warping in irradiated and nonirradiated homograft rib cartilage: A controlled comparison and clinical implications. Plast Reconstr Surg. 1999;103:265-270.

（7）H.R. Jin, J.Y. Lee, J.Y. Yeon et al.A multicenter evaluation of the safety of Gore-Tex as an implant in Asian rhinoplasty Am J Rhinol, 20（6）（2006）,pp. 615-619

（8）Ghavami A, Janis JE, Acikel C, Rohrich RJ. Tip shaping in primary rhinoplasty: An algorithmic approach. Plast Reconstr Surg.. 2008;122:1229-1241

（9）Mojallal A, Saint-Cyr M, Brown SA, Rohrich RJ. Dorsal aesthetic lines in rhinoplasty: A quantitative outcome-based assessment of the component dorsal reduction technique（Abstract）. Plast Reconstr Surg.. 2009;124（Suppl. 4S）:75

（10）Mao GY, Yang SL, Zheng JH, Liu QY. Aesthetic rhinoplasty of the Asian nasal tip: A brief review. Aesthetic Plast Surg. 2008;32:632-637.

11、病人、家屬問題：

（1）_____

（2）_____

（3）_____

病人（或家屬／法定代理人）：_____（簽章）

□我已了解上述說明，並同意鼻部整形手術（請簽署鼻部整形手術同意書）。

□我已了解上述說明，並拒絕鼻部整形手術。

與病人之關係：_____（請務必填寫）

解釋醫師：_____（簽章）

醫師專科別及
專科證書字號：_____

西元　　　年　　　月　　　日　　　時　　　分

拉皮手術說明（範本）

　　這份說明書是用來解說病人的病情及接受「拉皮手術」的目的、方法、效益、可能併發症、成功率、其他替代方案、復原期可能遇到的問題以及未接受處置可能出現的後果，做為病人與醫師討論時的資料。經醫師說明後，若病人仍有疑問，請在簽署同意書前再與醫師討論。

1、接受拉皮手術之病情說明：

　　隨著年齡、生活習慣、壓力、地心引力、環境及組織流失等因素，臉部組織會鬆垮而呈現老態，沒有活力、嚴肅等外觀，線條及組織量不復年輕亮麗的模樣，拉皮手術之目的為改善老化的特徵，提供年輕化的可能。

2、手術目的：

　　拉皮手術是種自發性且非緊急性的醫療行為，有多種術式選擇，醫師會於術前依病人需求，進行手術的方法及預期效果的討論。

　　若有下列情形，請於術前主動告知醫師：

　（1）有血液凝血功能不良傾向。

　（2）有疤痕增生體質。

　（3）有藥物過敏。

　（4）有吸菸、喝酒習慣。

　（5）過去曾接受手術。

　（6）正在使用阿斯匹靈、維他命 E、可邁丁（Warfarin）等影響血液凝固的藥物。

　（7）有糖尿病、高血壓、心臟病、血管硬化等慢性疾病。

3、執行方法：

　　安全的手術為最基礎的要求，所以關於您的醫藥史（例如無法服用阿司匹靈、抗凝血性、高血壓、心臟病、糖尿病等），是否作過相同手術必須據實告知。

　（1）手術後當日住院，手術前必須完成相關檢查，像是抽血、心電圖、胸部 X 光等，同時必須完成麻醉的術前訪視。手術前需禁食 8 小時（含任何液體食物）。

　（2）病人進入手術等候室後，先在手術準備室稍候，待前一位病人手術完成，並由麻醉科醫師做手術前的檢查與確認。

　（3）病人進入手術室時，由護理人員為其接上心電圖導線、脈博

　　　　血氧儀、血壓測量器與做麻醉前的準備與在上肢或是下肢做
　　　　點滴注射。
（4）手術前醫師會先在手術部位施打局部麻醉劑，待麻藥發生作
　　　　用後，給予皮膚消毒並蓋上無菌布單並施行手術。手術時間
　　　　依病情，約需4-6小時。
（5）一般而言，手術切口會在前額髮際線後，耳前和耳後，或是
　　　　請病人於術前與醫師討論附加的手術項目，如上下眼皮手
　　　　術，抽脂肪及脂肪注射等。

4、處置效益：
　　緊緻皮膚，拉提臉部組織像是前額、眉眼、嘴角、下巴曲線和改
　　善法令紋等，若合併肉毒桿菌或注射填充，則有豐腴的效果。

5、可能併發症與發生機率及處理方法（包含如下但不在此限）：
（1）血腫或手術後再出血、傷口癒合不良、感染。
（2）術後病患有可併發上呼吸道感染（機率約為2%）或是肺炎
　　　　（機率約為1%）
（3）顏面神經受傷，造成臉部動作不自然，多為暫時性，會在2-3
　　　　星期內恢復。
（4）顏面感覺異常，通常在一年內恢復。
（5）傷口照顧
　　　①頭皮之傷口：每日可正常洗頭，傷口及周圍皮膚勿用力抓
　　　　扯，洗淨後吹乾頭髮塗抹藥膏，每日1-2次。
　　　②臉及耳朵傷口：先以消毒過之棉花棒沾冷開水或生理食鹽水
　　　　清潔傷口後，再塗上藥膏，每日1-2次。
　　　③記錄引流量，注意維持管路引流通暢，勿彎折。
　　　④術後2週內，勿抽菸、喝酒與避免劇烈運動（如跑步、打
　　　　球）。
　　　⑤洗臉、洗頭水溫勿太燙以免燙傷，切忌用指甲抓，恢復期的
　　　　皮膚最易受傷。
　　　⑥減少頭部低於心臟的動作，例如：綁鞋帶、撿東西，以減少
　　　　臉部及頭部充血腫脹情形。

6、成功率：術後滿意度，與術前對手術方法、過程的了解及合理的
　　期待有關。

7、替代處置方案：注射肉毒桿菌維持時間大約半年左右，或脂肪注

射維持時間半年以上。

8、未處置風險：

拉皮手術主要目的在改善外觀，而非為治療疾病不得不進行之處置，患者應審慎評估其風險及效益以決定是否接受拉皮手術。

9、術後可能出現的問題

（1）瘀血及腫脹情形約持續1-3個星期，且臉部會因腫脹顯得生硬，約一個月之久。

（2）術後少數會發生輕微不對稱之情況，係屬常見現象。

（3）臉部皮膚感覺麻木的現象是很正常的，可能持續數星期或數月之久。

（4）當神經復原時，頭皮頂端原來的麻木感會變成搔癢的感覺，此為神經末稍生長的感覺，約術後6個月至1年可消失。

（5）傷口旁的頭髮可能會掉或暫時減少，在幾週或幾個月之後會再長出來，很少會產生永久的落髮。

（6）有抽菸者，最好請先戒菸一個月，因抽菸會抑制血流到皮膚，影響傷口癒合。

（7）若有服用抗凝血藥物者，請先和內科醫師討論後，停藥1-2週，以免造成凝血異常，影響傷口癒合。

10、其他補充說明：

（1）每次手術發生之費用，均以當次手術為限，如須再次手術或後續治療時，費用將另行採計。各項費用之收費項目及金額，均已明確告知。

（2）此手術非屬急迫性質，不於說明當日進行，應經充分時間考慮後再決定施作與否。

11、參考文獻：

（1）Bergeron, L., Chen, Y. R. The asian face lift. Semin Plast Surg 23: 40-47, 2009.

（2）Baker, D. C., Conley, J. Avoiding facial nerve injuries in rhytidectomy. Anatomical variations and pitfalls. Plast Reconstr Surg 64: 781-795, 1979.

（3）Moss, C. J., Mendelson, B. C., Taylor, G. I. Surgical anatomy of the ligamentous attachments in the temple and periorbital regions. Plast Reconstr Surg 105: 1475-1490; discussion 1491-1478, 2000.

（4）Jones, B. M., Grover, R. Avoiding hematoma in cervicofacial rhytidectomy: a personal 8-year quest. Reviewing 910 patients. Plast Reconstr Surg 113: 381-387; discussion 388-390, 2004.

（5）Moyer, J. S., Baker, S. R. Complications of rhytidectomy. Facial Plast Surg Clin North Am 13: 469-478, 2005.

（6）Leach, J. J. Browlifting. Operative Techniques in Otolaryngology 18: 162-165, 2007.

（7）Flowers, R. S., Ceydeli, A. The open coronal approach to forehead rejuvenation. Clin Plast Surg 35: 331-351; discussion 329, 2008.

（8）Adamson, P. A., Johnson, C. M., Jr., Anderson, J. R., et al. The forehead lift. A review. Arch Otolaryngol 111: 325-329, 1985.

（9）Kim, Y. H., Cho, B. C., Lo, L. J. Facial contouring surgery for asians. Semin Plast Surg 23: 22-31, 2009.

（10）Ousterhout, D. K. Feminization of the forehead: contour changing to improve female aesthetics. Plast Reconstr Surg 79: 701-713, 1987.

12、病人、家屬問題：

（1）＿＿＿＿＿＿＿＿＿＿＿＿＿＿＿＿＿＿＿＿＿＿
（2）＿＿＿＿＿＿＿＿＿＿＿＿＿＿＿＿＿＿＿＿＿＿
（3）＿＿＿＿＿＿＿＿＿＿＿＿＿＿＿＿＿＿＿＿＿＿

病人（或家屬／法定代理人）：＿＿＿＿＿＿＿＿＿＿＿（簽章）
□我已了解上述說明，並同意拉皮手術（請簽署拉皮手術同意書）。
□我已了解上述說明，並拒絕拉皮手術。

與病人之關係：＿＿＿＿＿＿＿＿＿＿＿＿＿＿＿（請務必填寫）

解釋醫師：＿＿＿＿＿＿＿＿＿＿＿＿＿＿＿＿＿＿（簽章）
醫師專科別及
專科證書字號：＿＿＿＿＿＿＿＿＿＿＿＿＿＿＿＿＿

西元　　　　年　　　　月　　　　日　　　　時　　　　分

腹部整形手術說明（範本）

　　這份說明書是用來解說病人的病情及接受「腹部整形手術」的目的、方法、效益、可能併發症、成功率、其他替代方案、復原期可能遇到的問題及未接受處置可能的後果，做為病人與醫師討論的資料。經醫師說明後若仍有疑問，請在簽署同意書前再與醫師討論

1、接受腹部整形手術之病情說明：

　　腹部組織下垂是產後婦女之腹腔因懷孕過度膨脹或肥胖（男性／女性），造成筋膜鬆弛、皮膚及皮下脂肪鬆弛而形成皺紋。

2、手術目的：

　　移除腹部中間及下腹多餘皮膚及脂肪組織並拉緊腹壁的肌肉。該手術屬體形雕塑手術，不用來減肥，肥胖的人應考慮減重之後才能接受各項體形雕塑手術。

3、手術方法：

　　醫生會採用不同的手術技法施行腹部整形，將過度鬆弛的皮膚，脂肪切除及將筋膜拉緊，在恥骨上方有25-30公分以上的疤痕。若因皮膚切除較多會造肚臍下拉變形，肚臍須做成形手術。腹部整形可結合其他體形雕塑手術，包括抽脂等。

4、處置效益：

　　改善小腹時因皮膚和肌肉過於鬆弛，靠抽脂仍會存有明顯皮膚皺摺及下垂。如想得到平坦的腹部與腰線，可能需考慮腹部整形手術（又稱拉肚皮手術）。

5、併發症及後遺症發生機率及處理方法（包含如下但不在此限）：

　　（1）大量流血：術中或術後仍有可能發出大量流血，若術後大量流血，可能須緊急手術治療堆積的血塊或接受輸血。在手術前10天，絕不可使用阿斯匹靈或其他消炎止痛藥物，避免增加大量流血的危險性。

　　（2）感染：術後較不常見，若有感染，可能需要抗生素治療或額外的手術治療。

　　（3）皮膚感覺改變：整形後之下腹皮膚感覺遲鈍或沒感覺，可能無法恢復正常。

（4）皮膚表面不平整或凹陷：整形後，皮膚上可能會有可見或可觸摸的皺紋。

（5）疤痕：肥厚性的疤痕並不常見，腹部疤痕可能不雅觀並和周圍皮膚顏色不同，可能需要其他的療法，包括外科手術在內。

（6）麻醉風險：局部麻醉和全身麻醉都有其危險性，各種形式的手術麻醉或鎮靜藥物都會有發生併發症的可能，甚至嚴重到死亡。

（7）不對稱的體形：腹部整形不一定會有對稱的體形，影響因素有：本身的皮膚彈性、脂肪分佈、骨架膨出部分、肌肉張力，都可能在術後造成不對稱體形。

（8）傷口裂開或傷口癒合時間較長：腹部有些區域傷口不易癒合或需較長時間來癒合，有些區域的皮膚會壞死，可能需經常更換敷料或手術移除壞死組織。吸菸會明顯增加皮膚壞死和傷口不癒併發症的機會。

（9）過敏反應：少數病例報告對膠帶、縫線、消毒藥水產生局部過敏，嚴重的全身性過敏反應可能在術中或服藥時因藥物而產生，過敏反應需要額外的處置治療

（10）呼吸系統併發症：由血塊（肺部栓塞）或全身麻醉後肺部局部塌陷等造成。若發生時需住院接受其他進一步的治療，在某些情況下肺部栓塞是有致命的危險。

6、術後復原期可能發生的問題：

（1）皮膚感覺改變：整形後之下腹皮膚感覺遲鈍或沒感覺，可能無法恢復正常。

（2）皮膚表面不平整或凹陷：整形後，皮膚上可能會有可見或可觸摸的皺紋。

（3）血腫及皮下組織液蓄積，一般會自行吸收，若量多或感染則需引流。

（4）不對稱的體形：腹部整形不一定會有對稱的體形，影響因素有：本身的皮膚彈性、脂肪分佈、骨架膨出部分、肌肉張力，都可能在術後造成不對稱體形。

7、其他補充說明：

（1）每次手術發生之費用，均以當次手術為限，如須再次手術或後續治療時，費用將另行採計。各項費用之收費項目及金額，均已明確告知。

（2）此手術非屬急迫性質，不於說明當日進行，應經充分時間考慮後再決定施作與否。

8、參考文獻：

（1）http://en.wikipedia.org/wiki/Abdominoplast

（2）Analysis of Complications From Abdominoplasty: A Review of 206 Cases at a University Hospital Annals of Plastic Surgery: March 2007 - Volume 58 - Issue 3 - pp 292-298

（3）Abdominoplasty and Abdominal Contour Surgery:A National Plastic Surgery Survey.Plastic&Reconstructive Surgery:January2007-Volume119-Issue1 p426-427

9、病人、家屬問題：

（1）＿＿＿＿＿＿＿＿＿＿＿＿＿＿＿＿＿＿＿

（2）＿＿＿＿＿＿＿＿＿＿＿＿＿＿＿＿＿＿＿

（3）＿＿＿＿＿＿＿＿＿＿＿＿＿＿＿＿＿＿＿

病人（或家屬／法定代理人）：＿＿＿＿＿＿＿＿＿＿（簽章）

□我已了解上述說明，並同意腹部整形手術（請簽署腹部整形手術同意書）。

□我已了解上述說明，並拒絕腹部整形手術。

與病人之關係：＿＿＿＿＿＿＿＿＿＿＿＿（請務必填寫）

解釋醫師：＿＿＿＿＿＿＿＿＿＿＿＿＿＿（簽章）

醫師專科別及
專科證書字號：＿＿＿＿＿＿＿＿＿＿＿＿＿＿

西元＿＿＿＿年＿＿＿＿月＿＿＿＿日＿＿＿＿時＿＿＿＿分

植髮手術說明（範本）

這份說明書是向您解說您的病情、即將接受的植髮手術的目的、方法、效益、可能併發症、成功率、其他替代方案、復原期可能遇到的問題以及未接受處置可能出現的後果，可做為您與醫師討論時的補充資料。我們希望您能充分了解此項處置的內容，經醫師說明後如果您對這個醫療處置還有任何疑問，請在簽名前再與您的醫師充分討論，我們會很樂意為您解答。

1、病情說明：髮量不足可能是先天遺傳或後天外傷或其他因素所導致。

2、手術目的：改善髮量及外觀。

3、手術方法：植髮手術是利用外科手術擷取髮量較多區域的頭皮及毛囊，經過切割及植入髮株，來改善髮量。

4、處置的好處：增加美觀，外表較為年輕。

5、併發症及後遺症發生機率及處理方法

每項外科手術都有個別的危險性，所以了解植髮手術可能的危險性是很重要的。每個人選擇外科手術的原因是在權衡手術的危險性及益處的結果，雖然大部分的患者都沒有經歷過以下的併發症，受術者仍應該和整形外科醫師討論各項可能發生的危險性，確定受術者已完全了解各種植髮手術的後果。

（1）藥物引起的噁心／嘔吐。

（2）出血（低於5%）。

（3）感染（低於1%）。

（4）頭皮過度腫脹。

（5）暫時性頭痛。

（6）頭皮短暫性麻痺感。

（7）種植的毛髮生長力差。

（8）昏厥（低於1%）或頭暈現象。

（9）因植髮造成的囊腫（低於10%）。

（10）後腦取髮處有較寬較明顯的疤痕。

（11）瘀青。

（12）其餘較罕見的併發症：如蟹足腫、全部種植的毛髮無法生長、持續性疼痛、頭皮持久性麻痺感、種植的毛髮全部脫落、過敏或藥物引起的反應等。

6、替代處置方案：戴假髮。

7、未處置之風險：無，只是外觀的問題。

8、術後復原期可能發生的問題：

（1）血腫：術後請勿低頭或用力做事，以免血壓上升或充血而引發血腫。

（2）傷口癒合不良：勿食辛辣、酒等刺激性食物，勿抽菸或吸二手菸，生活作息盡量正常，以免傷口癒合不好。傷口須按時換藥照護。

（3）疤痕：傷口癒合後的疤痕為粉紅色的。移植部位的頭髮只需2.5公分以上便能蓋住疤痕。

（4）由醫師安排回診拆線時間，如傷口有大量出血、嚴重疼痛、局部發炎或身體不適，請儘速到醫院就醫。

（5）未來會落髮的數量和位置是無法預測的，頭髮移植效果也許無法維持一輩子，但植入的毛髮通常能持續很久的時間，一般而言，手術後的頭髮在未來一至十年很少有脫落的現象。

（6）當後腦部位移植或被移植的頭皮周圍，有可能產生一些臨時（短暫）脫髮現象，為手術引起的休止期掉髮，通常3-6個月會再長回來。

9、其他補充說明：

（1）若有下列情形，請主動告知您的醫師：

①有血液凝血功能不良傾向

②有糖尿病、高血壓、心臟病、血管硬化等慢性疾病

③有疤痕增生體質

④正在使用阿斯匹靈、維他命E、可邁丁（Warfarin）等影響血

　　　液凝固的藥物

　　⑤有吸菸、喝酒習慣

　　⑥有藥物過敏

　　⑦過去有接受手術

（2）有抽菸者，最好請先戒菸一個月，因抽菸會抑制血流到皮膚，影響傷口癒合。

（3）若有服用抗凝血藥物者，請先和您的內科醫師討論後，停藥一至二個星期，以免造成凝血異常，影響傷口癒合。

（4）每次手術發生之費用，均以當次手術為限，如須再次手術或後續治療時，費用將另行採計。各項費用之收費項目及金額，均已明確告知。

（5）此手術非屬急迫性質，不於說明當日進行，應經充分時間考慮後再決定施作與否。

10、病人、家屬問題：

（1）＿＿＿＿＿＿＿＿＿＿＿＿＿＿＿＿＿＿＿＿＿＿＿

（2）＿＿＿＿＿＿＿＿＿＿＿＿＿＿＿＿＿＿＿＿＿＿＿

（3）＿＿＿＿＿＿＿＿＿＿＿＿＿＿＿＿＿＿＿＿＿＿＿

病人（或家屬／法定代理人）：＿＿＿＿＿＿＿＿＿＿＿＿＿＿（簽章）

□我已了解上述說明，並同意植髮手術（請簽署植髮手術同意書）。

□我已了解上述說明，並拒絕植髮手術。

與病人之關係：＿＿＿＿＿＿＿＿＿＿＿＿＿＿＿＿（請務必填寫）

解釋醫師：＿＿＿＿＿＿＿＿＿＿＿＿＿＿＿＿＿＿＿（簽章）

醫師專科別及
專科證書字號：＿＿＿＿＿＿＿＿＿＿＿＿＿＿＿＿＿＿

西元　　　　年　　　　月　　　　日　　　　時　　　　分

抽脂手術說明（範本）

　　這份說明書是用來解說病人的病情、接受「抽脂手術」的目的、方法、效益、可能併發症、成功率、其他替代方案、復原期可能的問題及未接受處置可能的後果，做為病人與醫師討論的資料。經醫師說明後仍有疑問，請於簽署同意書前與醫師討論。

1、病情說明：

　　（1）因身體脂肪分布不均或堆積過多，導致之身體型態問題。但本手術主要並非用來治療體重過重，肥胖者應考慮減重後再接受各項體形雕塑手術。

　　（2）若有下列情形，請於術前主動告知醫師

　　　　①有藥物過敏。

　　　　②過去曾接受手術。

　　　　③有疤痕增生體質。

　　　　④有血液凝血功能不良傾向。

　　　　⑤有糖尿病、高血壓、心臟病、血管硬化等慢性疾病。

　　　　⑥使用中西藥或健康食品者應告知特殊成分，如含銀杏成分（易導致出血）。

　　　　⑦有吸菸、喝酒習慣。有抽菸者應戒菸1個月，因抽菸會抑制血流到皮膚，影響傷口癒合。

　　　　⑧正使用阿斯匹靈、維他命E、可邁丁（Warfarin）等影響血液凝固藥物者。服用抗凝血藥物者，請與內科醫師討論是否停藥1至2週，以免因凝血異常影響傷口癒合。

2、目的與效益：改善因身體脂肪分布不均或是堆積過多所導致之身體型態問題

3、執行方法：

　　在身體較隱密處（如鼠蹊部、肚臍等），創造出約1公分的小洞。利用抽脂器械進行手術。有時可利用水刀抽脂、雷射溶脂、超音波抽脂、動力抽脂幫助手術進行。

4、可能併發症與發生機率及處理方法（包含如下但不在此限）：

任何手術或麻醉是帶有風險的，這風險會依病人整體的身體健康狀況與及手術的嚴重程度而異。由於每一個病人都有不同的特殊風險與體質，故病人應於術前告知醫師現在用藥、過去病史和藥物過敏史，以使醫師可採取應有的預防措施，以確保手術順利進行。

（1）大量流血：雖並不常見，但術中或術後仍有可能發生。術後若發生大量流血，可能須以緊急手術治療堆積的血塊或須接受輸血。手術前10天，切勿使用阿斯匹靈或其他消炎止痛藥物，以免增加大量流血的發生。

（2）局部出血、瘀青、血腫或術後再出血，須持續壓迫止血或行清創手術移除血腫。

（3）傷口感染，須持續抗生素治療或是行清創手術。

（4）肥厚性的疤痕並不常見，鼻部疤痕可能較不雅觀並與周圍皮膚有色差。不正常疤痕，需以其他療法（包括外科手術在內）另行處置。

（5）傷口癒合時間較長：任何人都可能傷口裂開或癒合時間較長。少數病人可能會皮膚潰爛壞死，可能需經常更換傷口敷料或以手術移除壞死組織。吸菸會明顯增加皮膚壞死和傷口癒合問題併發症的機會。

（6）過敏反應：少數的病例報告發生有對膠帶、縫線、消毒藥水的局部過敏；較嚴重的全身性過敏反應，可能發生於術中或因服用藥物，過敏反應需要另行處置

（7）除局部麻醉以外之手術，肺臟可能會有一小部分塌陷失去功能，以致增加胸腔感染的機率，此時可能需要抗生素和呼吸治療。

（8）除局部麻醉外的手術，腿部可能產生血管栓塞，並伴隨疼痛和腫脹。凝結之血塊可能會分散進入肺臟而危及生命，需給予呼吸治療及施打抗凝血劑。

（9）心臟因承受壓力而可能造成心臟病發作或中風，需進行緊急

　　介入性治療。

（10）皮膚表面不平整或可見或可觸摸的皺紋。

5、術後復原期可能發生的問題：

（1）部分腫脹及瘀血情況，腫脹將在術後數週消失，瘀血至少持續3週或更久。

（2）有些地方將感到麻木，約持續數週至數月不等，感覺才會恢復正常。

（3）術後傷口處理原則

①飲食先喝少許開水，若無嘔吐情形始可進食。一般普通飲食，禁止吸菸、喝酒及減少辛辣等刺激性食物攝取約兩星期。

②術後2天須盡量臥床休息，以減少疼痛不適及流血情形。

③休息時盡量抬高患部，以利消除腫脹。

④術後3天可開始淋浴。1週後可坐浴，並按摩瘀青處以利瘀青消除。正常活動可漸進開始，約1至2週可恢復大部分活動，劇烈運動約術後6週可漸進開始。

⑤塑身衣的穿著至少約持續3個月，且術後需立即穿著，以利止血，若塑身衣鬆了，應盡快修改或更換合適的尺寸，以幫助組織消腫及改善身材。

⑥傷口護理：保持清潔乾燥即可，若膠布髒或浸濕則予以更換。傷口須以透氣紙膠布黏貼約3至6個月，並於術後第14天開始按摩，以避免疤痕肥厚增生。

⑦術後若有劇烈的疼痛或局部快速腫脹，應立即返院。

⑧並不是術後就能馬上恢復曲線窈窕的身材，手術部位會有瘀青或麻木感的情形約持續數週。

⑨另外須注意在術後保持體重，則抽脂的效果是永久的，即使是增加些微體重，這些體重是平均分佈，而不會聚積在身體某些區域而造成困擾。

6、其他補充說明：

（1）每次手術發生之費用，均以當次手術為限，如須再次手術或

後續治療時，費用將另行採計。各項費用之收費項目及金額，均已明確告知。

（2）此手術非屬急迫性質，不於說明當日進行，應經充分時間考慮後再決定施作與否。

7、參考文獻：

（1）Heller JB, Teng E, Knoll BI, Persing J. Outcome analysis of combined lipoabdominoplasty versus conventional abdominoplasty. Plast Reconstr Surg. 2008;121:1821–1829.

（2）Broughton G II, Horton B, Lipschitz A, Kenkel JM, Brown SA, Rohrich RJ. Lifestyle outcomes, satisfaction, and attitudes of patients after liposuction: A Dallas experience. Plast Reconstr Surg. 2006;117:1738–1749

（3）Masoumi Lari SJ, Roustaei N, Roshan SK, Chalian M, Chalian H, HonarbakhshY. Determinants of patient satisfaction with ultrasound-assisted liposuction. Aesthet Surg J. 2010;30:714–719

（4）Zocchi ML. Ultrasound assisted lipoplasty: Technical refinements and clinical evaluations. Clin Plast Surg. 1996;23:575–598.

（5）Roustaei N, Masoumi Lari SJ, Chalian M, Chalian H, Bakhshandeh H. Safety of ultrasound-assisted liposuction: A survey of 660 operations. Aesthetic Plast Surg. 2009;33:213–218.

（6）Illouz YG. Body contouring by lipolysis: A 5-year experience with over3000 cases. Plast Reconstr Surg. 1983;72:591–597.

（7）Lee YH, Hong JJ, Bang CY. Dual plane lipoplasty for superficial and deep layers. Plast Reconstr Surg. 1999;104:1877–1884.

（8）Commons GW, Halperin B, Chang CC. Large-volume liposuction: A review of 631 consecutive cases over 12 years. Plast Reconstr Surg. 2001;108:1753–1763.

（9）Troilius C. Ultrasound-assisted lipoplasty: Is it really safe? Aesthet Plast Surg. 1999;23:307–311.

8、病人、家屬問題：

（1）＿＿＿＿＿＿＿＿＿＿＿＿＿＿＿＿＿＿＿

（2）＿＿＿＿＿＿＿＿＿＿＿＿＿＿＿＿＿＿＿

（3）＿＿＿＿＿＿＿＿＿＿＿＿＿＿＿＿＿＿＿

病人（或家屬／法定代理人）：＿＿＿＿＿＿＿＿＿＿（簽章）

□我已了解上述說明，並同意抽脂手術（請簽署抽脂手術同意書）。

□我已了解上述說明，並拒絕抽脂手術。

與病人之關係：＿＿＿＿＿＿＿＿＿＿＿＿＿（請務必填寫）

解釋醫師：＿＿＿＿＿＿＿＿＿＿＿＿＿＿＿＿（簽章）

醫師專科別及
專科證書字號：＿＿＿＿＿＿＿＿＿＿＿＿＿＿＿

西元＿＿＿年＿＿＿月＿＿＿日＿＿＿時＿＿＿分

皮膚科一般手術說明（範本）

　　這份說明書是用來解說病人的病情及接受「皮膚科一般手術」的目的、方法、效益、可能併發症、成功率、其他替代方案、復原期可能的問題以及未接受處置可能的後果，做為病人與醫師討論時的資料。經醫師說明後，若病人仍有疑問，請在簽署同意書前再與醫師討論。

1、接受皮膚科門診手術之相關疾病診斷說明：藉由手術切開病灶處皮膚進行腫瘤切除或切片檢查。
2、手術目的與效益：
　　（1）切除腫瘤或病變組織。
　　（2）取得疑似病變之皮膚組織切片進行病理組織檢查，以做為後續治療之依據。
3、執行方法：
　　（1）醫師會先在手術部位做皮膚消毒並施行局部麻醉；切開病灶處皮膚後進行腫瘤切除或取得疑似病變之組織，再將傷口縫合。
　　（2）手術時間依病情而異，一般約需20至60分鐘。手術過程中需全程平躺，若有任何不適，請立即告知醫護人員。手術結束時護理人員會協助病人包紮傷口，並觀察有沒有出血現象。
4、可能併發症與發生機率及處理方法（包含如下但不在此限）
　　（1）疼痛：因每個病患對疼痛感覺不同而異。一般疼痛程度為輕微且短暫的。
　　（2）瘀血或血腫：適當的壓迫穿刺傷口止血，瘀血或血腫發生率約在2-3%。
　　（3）感染：感染發生率約2-3%。
　　（4）局部麻醉藥過敏、休克。
　　（5）蟹足腫。
　　（6）其他偶發之副作用及併發症。
5、成功率：此項檢查之成功率平均為＿＿＿%。
6、替代處置方案
　　（1）緩解皮膚下腫瘤病灶病痛：可用粗針抽吸引流囊腫性病灶，但易復發且對有實質性組織腫塊無效。

（2）確認病灶病理型態：唯有透過切除或切片方式才能取得組織病進行病理化驗。

7、未處置之風險：無法確認病灶之組織型態及病理診斷，無法正確建立的治療計畫。

8、術後復原期可能出現的問題：

（1）疼痛：因每個病患對疼痛敏感度不同而感覺各異。一般而言，疼痛程度為輕微且短暫的。

（2）瘀血或血腫：藉由確實的壓迫傷口，瘀血發生率小於5%，血腫發生率小於1%。

9、參考文獻：Fitzpatrick's dermatology in general medicine. 8th ed. 2012.

10、其他補充說明：

（1）每次手術發生之費用，均以當次手術為限，如須再次手術或後續治療時，費用將另行採計。各項費用之收費項目及金額，均已明確告知。

（2）此手術非屬急迫性質，不於說明當日進行，應經充分時間考慮後再決定施作與否。

11、病人、家屬問題：

（1）＿＿＿＿＿＿＿＿＿＿＿＿＿＿＿＿＿＿＿＿＿＿＿＿

（2）＿＿＿＿＿＿＿＿＿＿＿＿＿＿＿＿＿＿＿＿＿＿＿＿

（3）＿＿＿＿＿＿＿＿＿＿＿＿＿＿＿＿＿＿＿＿＿＿＿＿

病人（或家屬／法定代理人）：＿＿＿＿＿＿＿＿＿＿＿＿＿（簽章）

□我已了解上述說明，並同意皮膚科一般手術（請簽署皮膚科一般手術同意書）。

□我已了解上述說明，並拒絕皮膚科一般手術。

與病人之關係：＿＿＿＿＿＿＿＿＿＿＿＿＿＿＿＿＿（請務必填寫）

解釋醫師：＿＿＿＿＿＿＿＿＿＿＿＿＿＿＿＿＿＿＿＿＿（簽章）

醫師專科別及
專科證書字號：＿＿＿＿＿＿＿＿＿＿＿＿＿＿＿＿＿＿＿

西元＿＿＿＿年＿＿＿＿月＿＿＿＿日＿＿＿＿時＿＿＿＿分

一般整形手術說明（範本）

　　這份說明書是用來解說病人的病情及接受「一般整形手術」的目的、方法、效益、可能併發症、成功率、其他替代方案、復原期可能遇到的問題以及未接受處置可能出現的後果，做為病人與醫師討論時的資料。經醫師說明後若仍有疑問，請在簽署同意書前再與醫師討論。

1、接受一般整形手術病情說明：身體各部位之病變、缺陷及美觀問題

2、手術目的：利用整形手術方式得以矯正或改善上述問題

3、手術方法：

依各部位之美觀問題之原因不同而有不同的手術方式。若有下列情形，請於術前主動告知醫師：

（1）有血液凝血功能不良傾向。

（2）有疤痕增生體質。

（3）有藥物過敏。

（4）有吸菸、喝酒習慣。

（5）過去曾接受手術。

（6）正在使用阿斯匹靈、維他命E、可邁丁（Warfarin）等影響血液凝固的藥物。

（7）有糖尿病、高血壓、心臟病、血管硬化等慢性疾病。

4、處置的好處：能夠改善或矯正身體各部位之美觀問題

5、併發症及後遺症發生機率及處理方法：

（1）大量流血：術中或術後仍有可能發生大量流血，若發生術後大量流血，可能須緊急手術治療堆積的血塊或須接受輸血，在手術前10天，不可使用阿斯匹靈或其他消炎止痛藥物，避免增加大量流血的危險性。

（2）局部出血、瘀青、血腫或術後再出血，須持續壓迫止血或行清創手術移除血腫。

（3）傷口感染，須持續抗生素治療或是行清創手術。

（4）肥厚性的疤痕並不常見，疤痕可能會不雅觀並和周圍的皮膚

有不同的顏色,為了治療不正常的疤痕,可能需要其他的療法,包括外科手術在內。

（5）傷口癒合的時間較長:傷口裂出或癒合時間較長都有可能,極少數病患有皮膚潰爛壞死之可能,這可能需經常更換傷口敷料或進一步手術移除壞死組織。吸菸會明顯增加皮膚壞死和傷口癒合問題併發症的機會。

（6）過敏反應:少數的病例報告對膠帶、縫線、消毒藥水會發生過敏情況,全身性過敏反應可能會在術中或服藥時因藥物而產生,過敏反應需要額外的處置治療。

（7）醫療機構與醫事人員會盡力為病人進行治療和手術,但是手術並非必然成功,仍可能發生意外,甚至因而造成死亡。

6、替代處置方案:可採用非侵入性之方式

7、術後復原期可能發生的問題:

（1）部分腫脹及瘀血情況是正常的,腫脹將在術後數週消失,而瘀血則至少持續3週或更久。

（2）有些地方將感到麻木,約持續數週至數月不等,感覺才會恢復正常。

8、其他補充說明:

（1）每次手術發生之費用,均以當次手術為限,如須再次手術或後續治療時,費用將另行採計。各項費用之收費項目及金額,均已明確告知。

（2）此手術非屬急迫性質,不於說明當日進行,應經充分時間考慮後再決定施作與否。

（3）有抽菸者,最好請先戒菸一個月,因抽菸會抑制血流到皮膚,影響傷口癒合。

（4）若有服用抗凝血藥物者,請與內科醫師討論後,停藥1-2個星期,以免造成凝血異常,影響傷口癒合。

（5）術後傷口處理原則:

①冷敷:每間隔40分鐘,冷敷15-20分,可減輕紅腫熱痛的反

應。如第7日後仍有紅腫、瘀血的情形，請改用溫敷（亦為每間隔40分鐘，溫敷約15-20分鐘。

②清潔：可用煮沸過的冷、溫水，生理食鹽水等清潔。清潔後請擦拭乾淨。勿重力摩擦，並保持傷口乾燥乾淨。

③擦藥：請於早、晚清潔患部。再用無菌棉籤，上一層薄薄的消炎藥膏即可。

④其他傷口照護須因不同的手術方式而有所不同。

9、參考文獻：

（1）Broughton G II, Horton B, Lipschitz A, Kenkel JM, Brown SA, Rohrich RJ. Lifestyle outcomes, satisfaction, and attitudes of patients after liposuction: A Dallas experience. Plast Reconstr Surg. 2006;117:1738-1749.

（2）Toriumi DM, Pero CD. Asian rhinoplasty. Clin Plast Surg. 2010;37:335-352.

（3）Datubo-Brown DD. Keloids: A review of the literature. Br J Plast Surg. 1990;43:70-77.

（4）Fearmonti R, Bond J, Erdmann D, Levinson H. A review of scar scales and scar measuring devices. J Plast Surg. 2010;10:354-363.

（5）Bisbal, J., del Cacho, C., and Casalots, J. Surgical treatment of axillary hyperhidrosis. Ann. Plast. Surg. 18: 429, 1987.

（6）Clark CP. Blepharoplasty and browlift. Selected Read Plast Surg. 2001;9:1.

（7）Pacella SJ, Nahai FR, Nahai F. Transconjunctival blepharoplasty for upper and lower eyelids. Plast Reconstr Surg. 2010;125:384-392.

（8）Ching S, Thoma A, McCabe RE, Antony MM. Measuring outcomes in aesthetic surgery: A comprehensive review of the literature. Plast Reconstr Surg. 2003;111:469-480; discussion

481-462.

（9）Klassen A, Jenkinson C, Fitzpatrick R, Goodacre T. Patients' health related quality of life before and after aesthetic surgery. Br J Plast Surg. 1996;49:433-438.

（10）von Soest T, Kvalem IL, Skolleborg KC, Roald HE. Psychosocial factors predicting the motivation to undergo cosmetic surgery. Plast Reconstr Surg. 2006;117:51-62; discussion 63-64.

（11）Alsarraf R. Outcomes research in facial plastic surgery: A review and new directions. Aesthetic Plast Surg. 2000;24:192-197.

10、病人、家屬問題：

（1）_____

（2）_____

（3）_____

病人（或家屬／法定代理人）：_____（簽章）

□我已了解上述說明，並同意一般整形手術（請簽署一般整形手術同意書）。

□我已了解上述說明，並拒絕一般整形手術。

與病人之關係：_____（請務必填寫）

解釋醫師：_____（簽章）

醫師專科別及
專科證書字號：_____

西元 _____ 年 _____ 月 _____ 日 _____ 時 _____ 分

狐臭治療手術說明（範本）

　　這份說明書是用來解說病人的病情及接受「狐臭治療手術」的目的、方法、效益、可能併發症、成功率、其他替代方案、復原期可能遇到的問題以及未接受處置可能出現的後果，做為病人與醫師討論時的資料。經醫師說明後若仍有疑問，請在簽署同意書前再與醫師討論。

1、接受狐臭治療手術之病情說明：腋下皮下頂漿腺分泌過盛經細菌繁殖形成異味。

2、手術目的：減少腋下皮下頂漿腺數目以減低頂漿腺分泌減少異味。

3、手術方法：旋轉刀切除法或傳統開放刀口切除法。若有下列情形，請於術前主動告知醫師：

　（1）有血液凝血功能不良傾向。

　（2）有疤痕增生體質。

　（3）有藥物過敏。

　（4）有吸菸、喝酒習慣。

　（5）過去曾接受手術。

　（6）正在使用阿斯匹靈、維他命 E、可邁丁（Warfarin）等影響血液凝固的藥物。

　（7）有糖尿病、高血壓、心臟病、血管硬化等慢性疾病。

4、手術效益：減少異味。

5、併發症及後遺症發生機率及處理方法（包含如下但不在此限）：

　（1）傷口血腫或術後再出血（約5%），血腫少量會自行吸收，大量時需手術止血。傷口搔癢、感染、疤痕增生肥厚或攣縮。

　（2）少數病患因傷口復原不佳導致腋下皮膚部分壞死或復發之可能性。

　（3）少數病患可能有手臂或胸部局部感覺神經疼痛或麻木，以及皮下囊腫的情形。

　（4）其他偶發病變及併發症。

6、成功率：若無傷口感染或血腫，一般手術成功率約＿＿＿%。

7、術後復原期可能發生的問題：

（1）不穩定皮膚容易形成水泡或形成疤痕攣縮肥厚。

（2）腋下皮下頂漿腺手術術後傷口處理原則：

①如術後有使用加壓紗布或放置引流管（一般會有些許紅色滲出物），請勿自行移（拔）除，於回診時經醫師評估後再移（拔）除。

②請於早、中、晚清潔患部（用煮沸過的冷、溫水，生理食鹽水等清潔傷口），清潔後請擦拭乾淨、勿重力摩擦，保持乾燥乾淨。清潔後再用無菌棉籤，上一層薄薄的消炎藥膏。

③術後1至2週，避免有雙手抬高、伸展、使力的動作。並依醫師指示按摩傷口持續3至6個月。

8、其他補充說明：

（1）有抽菸者，最好請先戒菸一個月，因抽菸會抑制血流到皮膚，影響傷口癒合

（2）若有服用抗凝血藥物者，請與內科醫師討論後，停藥1-2週，以免造成凝血異常，影響傷口癒合。

（3）每次手術發生之費用，均以當次手術為限，如須再次手術或後續治療時，費用將另行採計。各項費用之收費項目及金額，均已明確告知。

（4）此手術非屬急迫性質，不於說明當日進行，應經充分時間考慮後再決定施作與否。

9、參考文獻（若有參考文獻，請填寫）：

（1）Treatment for Axillary Osmidrosis with Suction-Assisted Cartilage Shaver British Journal of Plastic Surgery 2005 58:223-7

（2）Bromhidrosis Treatment & Management,http://emedicine. medscape.com/article/1072342-treatment#showall。

10、病人、家屬問題：

（1）_____

（2）_____

（3）_____

病人（或家屬／法定代理人）：_____（簽章）

□我已了解上述說明，並同意狐臭治療手術（請簽署狐臭治療手術同
　意書）。

□我已了解上述說明，並拒絕狐臭治療手術。

與病人之關係：_____（請務必填寫）

解釋醫師：_____（簽章）

醫師專科別及
專科證書字號：_____

西元　　　年　　　月　　　日　　　時　　　分

顱顏部整形重建手術說明（範本）

這份說明書是用來解說病人病情及接受「顱顏部整形重建手術」的目的、方法、效益、可能併發症、成功率、其他替代方案、復原期可能遇到的問題以及未接受處置可能出現的後果，做為病人與醫師討論時的資料。經醫師說明後若仍有疑問，請在簽署同意書前與醫師討論。

1、接受顱顏部整形重建手術之病情說明：

本手術常用於治療下列齒顎異常：

（1）下顎前突（俗稱戽斗）：下顎前突為臨床上最為常見之齒顎異常。嚴重者上下排前牙無法互相接觸，除了咬合不正外，對外觀與咬字清晰度等方面也會有影響。

（2）雙顎前突（俗稱暴牙）：由於上下前牙突出，牙齒容易外露，上下嘴唇在放鬆時不能完全閉合、且微笑時牙齦露出太多，相對之下，下巴顯得小而後縮，病人常為避免牙齒外露而緊閉雙唇使表情顯得嚴肅。

（3）上顎後縮：下顎前突常合併輕微的上顎後縮，單純且嚴重的上顎後縮者則多見於顎裂病人及某些先天顱顏畸形病人，主要原因為上顎發育較差。病人咬合狀況會與下顎前突相似，外觀上鼻側的凹陷會比較明顯。

（4）下顎後縮：下顎後縮常見於雙顎前突的病人；外觀上下巴會顯得小而短，且整體臉形較短。下顎後縮常合併有前牙開咬的情形，通常上下顎都必須手術才能重建正常的臉形。部分病人會合併有顳顎關節的問題，嚴重者可能伴隨呼吸道狹窄且合併打呼甚至阻塞性睡眠呼吸中止症。

（5）上下顎歪斜：因上下顎骨兩邊生長發育不一致，使顏面骨骼及牙齒中線偏至生長較少的一邊，進而對臉部輪廓、對稱性及咬合面。

2、治療目的：

矯正上下顎相對位置，最常見於治療因骨骼異常，無法單靠矯正

牙齒來改善的咬合問題，藉由顱顏部整形重建手術把骨骼及牙齒一起移動至最理想位置。

3、執行方法：

以下各術式可單獨或合併施行。在病人與齒顎矯正醫師，顱顏外科醫師討論達成共識後，由齒顎矯正醫師擬定手術計畫，顱顏外科醫師再施行手術。

（1）為了改變上下顎的相對位置，視情況須單獨或同時將上下顎骨鋸開，調整至適當位置後再重新固定。顱顏部整形重建手術的常見術式種類有：

①下顎骨矢狀劈開術（BSSO術式）：將下顎骨的垂直枝做矢狀切開，重新調整位置，再以迷你鈦金屬釘固定；可將移（轉）動下顎，調整咬合及臉型。

①勒福氏第一形上顎切骨手術（LeFort I術式）：將上顎骨延水平方向切開，重新調整位置後以迷你鈦金屬釘固定；藉移動上顎，改變臉部長度及牙齒位置。

③上顎前部切骨手術（Wassmund術式）：是上顎骨前端的切骨術，通常需拔掉上顎第一小臼齒，再磨掉齒縫間骨頭與上顎骨頭，將前排牙齒往後方退。

④下顎前部切骨手術（Kole術式）：是下顎骨前端的切骨術，和上述Wassmund術式類似，可能需拔下顎第一小臼齒，將前排牙齒往後退。

⑤下巴切骨整形術（Osseous Genioplasty）：上下顎位置經過調整後，下巴的位置也會隨之改變，可藉下巴切骨術調整下巴的前後位置及長短比例。

（2）拔牙：一般而言，顱顏部整形重建手術過程中可能會拔除小臼齒或是智齒。

①需拔除前臼齒的情況：通常是為了配合上顎前部切骨手術（Wassmund術式）和下顎前部切骨手術（Kole術式）。因為前臼齒是介於前牙（門齒、犬齒）和後牙（臼齒）之間過度

型的牙齒，因此拔除小臼齒不會影響到咀嚼功能。

②需拔除智齒的情況：不論手術與否，將近六、七成以上的人會因智齒空間不夠或齒位不正需拔除智齒。為避免智齒與手術互相干擾（如：金屬骨釘釘入智齒或智齒在術後陷入骨中無法拔除等情況）會將智齒拔除。術中同時拔除智齒可減少患者接受麻醉及手術的次數。

4、處置效益：

可改善因先天、外傷或骨骼發育而導致的上下顎骨凸出、後縮或歪斜合併暴牙、戽斗等咬合不良問題。同時因重建手術把骨骼及牙齒一起移動至最理想的位置，連帶唇、舌、及顏面相對位置、比例及對稱性也趨於正常，所以齒顎及口咽的相關功能都可能得到改善，而臉型也會明顯改善。重建手術也可用於較嚴重之阻塞性睡眠呼吸中止症者，改善因口咽部呼吸道狹窄所引起之睡眠呼吸障礙。

5、顱顏部整形重建手術可能併發症與發生機率及處理方法（包含如下但不在此限）：

（1）全身麻醉的風險：

①常用的麻醉風險分類標準是「美國麻醉醫師學會」建議的身體狀況分類等級為基準。依2001年定義，第一級（正常健康病人）開刀期間死亡率約0.08%。

②因重建手術時間長，且為減少術中失血量，常採取低血壓麻醉方式，麻醉困難度高。為降低全身麻醉時不可預期的風險，病人於術前皆須安排麻醉訪視，由麻醉科醫師親自評估身體狀況並作風險等級分類。患者有任何全身性疾病或功能障礙均需於術前告知醫師。

（2）術中失血：因頭頸部構造血液循環豐富，重建手術可能造成失血。術中失血量（視部位及方式皆不同）一般約為數百毫升，亦可能超過一千毫升以上。除採取低血壓麻醉方式減少術中失血，可考慮術前預先捐血，於術中視情況自體輸血。

（3）下齒槽神經受傷：

①因該神經位於下顎骨矢狀劈開術進行處，無法完全避免神經受傷的可能性。若術中見下齒槽神經斷裂且有機會修復，可採用顯微手術縫合神經。

②依本機構臨床追蹤，__%的病人於術後有下齒槽神經麻痺症狀，其中__%於6個月內會完全恢復，其餘繼續恢復，有可能是完全無法恢復。下齒槽神經負責下唇、下臉部及下排牙齒的感覺，功能受損會導致此部位覺遲鈍或全無知覺，但對顏面外觀及表情不會造成影響。

（4）預期外骨折（發生率約1%）：

①上下顎骨切開時須盡量遠離神經、牙根等構造，但因個體間解剖構造及骨骼本質的差異，有時上下顎骨會由不尋常的位置斷裂，稱之「預期外骨折」。

②若預期外骨折完全不影響手術或可用骨釘完全固定，則手術可按原計畫執行；若骨折無法修復且對手術造成影響（發生率千分之一以下），術後須以鋼絲將上下顎固定，故術後4至6週將無法張口，僅能食用完全流質，且需延遲氣管插管移除時間至手術後1至2天。利用骨釘固定預期外骨折時可能需在臉頰留下傷口，一般皆在1公分以下。

（5）顏面神經受傷（發生率千分之一以下）：據文獻記載可發生於接受下顎骨矢狀劈開術的病人。暫時性面神經麻痺在3個月內會慢慢復原；若是永久面神經受傷，經半年至1年仍遺留顏面神經麻痺致表情變形，則可能需要其他手術來治療。

（6）視神經受傷（發生率五千分之一以下）：據文獻記載可發生於接受勒佛氏上顎切骨術的病人者。暫時性的視神經受損會在6個月內會慢慢恢復部分視力。若是永久視神經受傷則會導致失明。

（7）骨骼缺血壞死：因骨骼切開時血液循環受損所致（發生率五千分之一以下）。若骨頭有壞死跡象且仍有保留機會，可能

需住院以藥物或高壓氧治療。若已確定壞死則需要手術取出死骨並考慮後續重建。

（8）牙齒斷裂、鬆動、牙根受損、固定式假牙或牙齒矯正器脫落：因重建手術於口腔內進行，過程中可能造成牙齒及附屬物受損或鬆脫，無法完全避免；但手術醫師會儘量減少牙齒傷害，並避免脫落之異物殘留於傷口內。

（9）術後殘留顏面不對稱或中線偏移：發生機率視個人症狀不同而異，但多發生於上下顎歪斜原本即不對稱者。某些案例因骨骼形狀及位置左右不對稱，當上下牙齒對齊後臉部左右輪廓的差異會更明顯；此時需要在牙齒中線與臉部輪廓對稱間取得平衡，以兼顧功能與外觀。許多看似單純的暴牙或戽斗患者皆合併有輕微的顏面不對稱，術後可能更為明顯。手術當中因為插管、組織腫脹等因素可能影響中線及對稱性的判斷，且全身麻醉當中肌肉完全放鬆，顳顎關節的位置可能與術後不同，造成術後臉型與術中判斷有所不同。

6、成功率：

本機構顱顏部整形重建手術成功率約為＿＿＿％以上，但仍有部分患者因術後骨骼歪斜或牙齒矯正無法完成，需接受再次手術以達到理想咬合及外觀。

7、替代處置方案：

（1）齒列矯正：單純的齒列矯正能改變牙齒及其周圍的齒槽骨的位置，但能夠改變的骨頭範圍僅限於牙根的上下，不適用於嚴重的咬合不良，亦無法改變歪斜的咬合面，且對顏面外觀的改變的效益較小。

（2）削骨手術：適用於改善臉部輪廓但不會改變咬合，可改善如國字臉、顴骨突出等骨骼問題。

（3）人工骨植入：少數情況下（如單純上顎或下顎後縮但無明顯咬合異常者），可利用人工骨植入達到類似移動骨骼的效果。

8、未處置之風險：

顳顏部整形重建手術主要目的在改善咬合及外觀，而非為治療疾病不得不進行之處置，患者應審慎評估其風險及效益以決定是否接受治療。大多數醫師建議需接受顳顏部整形重建手術的患者，替代的處置方案並無法達到預期的效果。因阻塞性睡眠呼吸中止症被認定需接受顳顏部整形重建手術者，其睡眠呼吸障礙可能造成精神不濟、注意力低落，嚴重者可能影響工作表現甚至人身安全。

9、術後復原期可能出現的問題：

（1）若有傷口明顯出血疼痛、腫脹、發燒、胸悶胸痛、喘、心悸、頭暈、休克請立即通知醫療團隊診視。

（2）第一次下床時，務必有人在旁陪伴。

（3）顳顏部整形重建手術主要傷口位於口內，術後請依據護理人員指示清潔口腔以免傷口感染。

（4）術後4至6週內僅能吞食不可咀嚼，在骨骼完全癒合前應避免上下顎受力而位移。

（5）受顳顏部整形重建手術之部分患者，可能發生以下之副作用及併發症：

①臉部腫脹：一般在術後第2至3天最為明顯，1週後就會顯著的改善。術後冰敷臉頰及床頭墊高都可以減少腫脹的程度。完全消腫通常需要三個月左右。

②術後出血與傷口血腫：若腫脹在短時間內持續增加，可能是術後傷口出血，冰敷及傷口適度加壓可減少出血機會。如持續出血不止，可能需再進行手術止血；若血紅素過低可能需接受輸血。少數患者在術後幾週後才出現血腫。

③骨頭癒合不良：骨頭的癒合需要良好的固定，若有感染或鬆動都會導致骨頭癒合不良。所以手術後要避免劇烈活動、外力撞擊與傷口感染的發生。如果術後追蹤發現骨頭癒合不良，可能需要手術重新固定骨頭兩端。

④傷口感染：因手術切口都在口腔內，屬於清潔污染傷口。依美國疾病管制局報告，仍有小於10%的傷口感染率。術後保

持口腔衛生、正確的照顧傷口、規律的生活作息、避免不良的生活習慣，都可以降低感染的機會。術後感染的處理，一般需要門診追蹤、服用抗生素。部分情況可能需要抽除蓄膿或是切開引流。少數情況需要住院施打抗生素或是手術清創。

⑤嘴唇及口腔周圍皮膚擦傷：因大部分的手術過程都在口內進行，器械進出時可能對周圍皮膚造成表淺的損傷，一般會在1至2週內癒合，通常不會留下疤痕。

⑥下唇及下巴皮膚感覺遲鈍、牙齦麻木：在手術過程中因為震動及拉扯，即使下齒槽神經沒有損傷，仍有可能產生暫時的麻痺，致術後牙齦麻木、下唇及下巴的皮膚感覺遲鈍。一般在3個月到半年左右會恢復。如果無法完全恢復，一般人在1至2年會適應。

⑦臉頰皮膚感覺遲鈍：在進行上顎骨手術時非常靠近下眼眶骨神經，可能使神經暫時麻痺，影響到臉部感覺，一般都會完全恢復。

⑧口齒不清：顱顏部整形重建手術會移動上下顎骨的位置，使舌頭與牙齒相對關係由不正常轉為正常。因為講話方式需重新調整，再加上部分牙齦感覺的異常，可能造成術後口齒不清，通常適應後口齒清晰度可較術前改善。

⑨骨釘骨鈑外露：因傷口感染或癒合不良導致骨內固定器外露，需手術移除。

⑩臉部軟組織下垂：當骨頭切除或是內縮後，對於臉部組織的支撐力也會減少，因而產生臉部組織下垂的情形；可能發生於年紀較大、骨骼位置改變較多或皮膚彈性不足的患者，可能需要進一步的整形如脂肪移植等治療來改善。

⑪臉型改變伴隨心理及社會適應的問題：顱顏部整形重建手術會造成臉型明顯的改變；親友若無法馬上習慣及認同新的臉型，可能對患者帶來心理壓力及社會適應的問題。年紀越大，進入社會越久，人際關係越廣的人，這個問題會更嚴

重。所以在手術前與醫師充分的討論、跟家人良好的溝通，做好心理準備及建設，才能減少不必要的困擾。

⑫講話鼻音過重：可能會發生在顎裂的病人身上。這樣的患者在接受上顎前移手術後，因為軟顎與咽喉間距離加大，加上原本肌肉力量不足，可能產生顎咽閉鎖不全，造成鼻音過重的情形。有些人會逐漸恢復，部分需要語言評估及治療，嚴重者可能需要手術治療。

⑬牙齦萎縮、牙齒變色及其他口腔病變：少數患者術後出現牙齒及周圍構造異常，其原因尚未明瞭亦無法預防，是否因重建手術直接造成亦無法證實。

⑭顳顎關節症狀：常發生於下顎嚴重後縮之病患，因為要將下顎儘量前移，必須以下顎骨踝狀突作為支撐，長期下來可能造成顳顎關節不適或骨骼吸收。

⑮復發：指的是骨骼位置改變後，可能因骨癒合前骨釘鬆動、骨骼本身形變、周圍肌肉及軟組織的作用等因素，造成骨骼有逐漸回復原本位置的傾向。

10、其他補充說明：

（1）因為上下顎骨移動後牙齒的相對位置也隨之改變，手術前後還需齒列矯正，所以手術的施行必須與矯正牙科醫師密切合作，確保手術能將咬合精確調整至預期的位置，並同時兼顧臉型的美觀。

（2）若病人是為了改善咬合或是臉形外觀而接受手術，目前顱顏部整形重建手術不在全民健康保險的涵蓋範圍內，所以手術的費用全數由患者自行負擔。若病人是因為先天疾患、唇顎裂、外傷等造成上下顎骨的畸形或發育不良且符合健保局規定，全民健保可幫您分擔部分的治療費用。

（3）手術過程中視病情需要，可能需要使用自費醫材，手術醫師在向家屬解釋狀況並建議使用適合醫材，在家屬同意下簽立自費同意書。每次手術發生之費用，均以當次手術為限，如

須再次手術或後續治療時，費用將另行採計。

（4）此手術非屬急迫性質，不於說明當日進行，應經充分時間考慮後再決定施作與否。

11、參考文獻：

（1）R.Bendor-Samuel,Y.R.Chen,and P.K.Chen,'Unusual Complications of the Le FortI Osteotomy', Plast Reconstr Surg,96（1995）,1289-96; discussion 97.

（2）B.K.Choi,R.C.Goh,P.K.Chen,D.C.Chuang,L.J.Lo,and Y.R.Chen,'Facial Nerve Palsy after Sagittal Split Ramus Osteotomy of the Mandible:Mechanism and Outcomes',J Oral Maxillofac Surg,68（2010）,1615-21.

（3）A.A.Cruz,and A.C.dos Santos,'Blindness after Le Fort I Osteotomy: A Possible Complication Associated with Pterygomaxillary Separation',J Craniomaxillofac Surg,34（2006）,210-6.

（4）4G.H.de Villa,C.S.Huang,P.K.Chen,and Y.R.Chen,'Bilateral sagittal Split Osteotomy for Correction of Mandibular Prognathism: Long-Term Results,J Oral Maxillofac Surg,63（2005）,1584-92.

（5）J.A.Girotto,J.Davidson,M.Wheatly,R.Redett,T.Muehlberger,B. Robertson,J. Zinreich,N.Iliff,N.Miller,and P.N.Manson,'Blindness as a Complication of Le Fort Osteotomies: Role of Atypical Fracture Patterns and Distortion of the Optic Canal', Plast Reconstr Surg,102（1998）,1409-21; discussion 22-3.

（6）C.S.Huang,G.H.de Villa,E.J.Liou,and Y.R.Chen,'Mandibular Remodeling after Bilateral Sagittal Split Osteotomy for Prognathism of the Mandible', J Oral Maxillofac Surg,64（2006）,167-72.

（7）E.W.Ko,C.S.Huang,and Y.R.Chen,'Characteristics and Corrective Outcome of Face Asymmetry by Orthognathic Surgery', J Oral

Maxillofac Surg,67（2009）

（8）J.P.Lai,C.H.Hsieh,Y.R.Chen,and C.C.Liang,'Unusual Late Vascular Complications of Sagittal Split Osteotomy of the Mandibular Ramus', J Craniofac Surg, 16 （2005）, 664-8.

（9）L.W.Lee,S.H.Chen,C.C.Yu,L.J.Lo,S.R.Lee,and Y.R.Chen,'Stigma, Body Image, and Quality of Life in Women Seeking Orthognathic Surgery', Plast Reconstr Surg, 120 （2007）, 225-31.

（10）L.J.Lo,K.F.Hung,and Y.R.Chen,'Blindness as a Complication of Le Fort I Osteotomy for Maxillary Distraction',Plast Reconstr Surg,109 （2002）, 688-98; discussion 99-700.

（11）W.D.Owens,'American Society of Anesthesiologists Physical Status Classification System in Not a Risk Classification System', Anesthesiology.

12、病人、家屬問題：

（1）＿＿＿＿＿＿＿＿＿＿＿＿＿＿＿＿＿＿＿＿＿＿＿

（2）＿＿＿＿＿＿＿＿＿＿＿＿＿＿＿＿＿＿＿＿＿＿＿

（3）＿＿＿＿＿＿＿＿＿＿＿＿＿＿＿＿＿＿＿＿＿＿＿

病人（或家屬／法定代理人）：＿＿＿＿＿＿＿＿＿＿＿（簽章）

□我已了解上述說明，並同意顱顏部整形重建手術（請簽署顱顏部整形重建手術同意書）。

□我已了解上述說明，並拒絕顱顏部整形重建手術。

與病人之關係：＿＿＿＿＿＿＿＿＿＿＿＿＿（請務必填寫）

解釋醫師：＿＿＿＿＿＿＿＿＿＿＿＿＿＿＿＿＿（簽章）

醫師專科別及
專科證書字號：＿＿＿＿＿＿＿＿＿＿＿＿＿＿＿＿

西元　　　　　年　　　　　月　　　　　日　　　　　時　　　　　分

雷射治療同意書（範本）

病人姓名：　　　　　　　　　　病人出生日期：　　年　　月　　日

病人病歷號碼：

1、經　　　　　　醫師診察後，擬建議實施治療（如醫學名詞不清楚，請加上簡要解釋）

　（1）建議治療原因：

　（2）建議治療名稱：

　（3）各項費用：　　　　　　　　　　（單位：新臺幣元）

編序	項目名稱	自費費用	地方衛生主管機關核定收費
1			
2			
3			
4			

2、醫師之聲明（有告知項目打「Ｖ」）（請立同意書人於說明醫師說明後簽署欄位註記「＃」者）

　（1）說明醫師：

　　①我已經儘量以病人所能了解之方式，解釋這項治療之相關資訊，特別是下列事項：

　　　□需實施治療之原因　　　　□不實施治療可能之後果

　　　□其他可替代之治療方式　　□如另有治療相關說明資料，

　　　　　　　　　　　　　　　　　我並已交付病人

　　　□此治療非屬急迫性質，不於說明當日進行，應經充分時間考慮後再決定施作與否。

　　②病人問題詢問與答覆：

　　　1._____

2.＿＿＿＿＿＿＿＿＿＿＿＿＿＿＿＿＿＿＿＿＿＿

3.＿＿＿＿＿＿＿＿＿＿＿＿＿＿＿＿＿＿＿＿＿＿

說明醫師：　　　　　　　　　　日期：　年　月　日
　　　　　　　　　　　　　　　時間：　時　分

醫師專科別及
專科證書字號：＿＿＿＿＿＿＿＿＿＿＿＿＿＿＿＿＿

立同意書人：　　　　　　　　　日期：　年　月　日　時間：　時　分

（2）執行醫師：

　①我已經儘量以病人所能了解之方式，解釋這項治療之相關資訊，特別是下列事項：

　　□治療步驟、範圍、風險、成功率

　　□治療併發症及可能處理方式

　　□預期治療後，可能出現之暫時或永久症狀

　　□如另有治療相關說明資料，我並已交付病人

　②病人問題詢問與答覆：

　　1.＿＿＿＿＿＿＿＿＿＿＿＿＿＿＿＿＿＿＿＿＿

　　2.＿＿＿＿＿＿＿＿＿＿＿＿＿＿＿＿＿＿＿＿＿

　　3.＿＿＿＿＿＿＿＿＿＿＿＿＿＿＿＿＿＿＿＿＿

執行醫師：　　　　　　　　　　日期：　年　月　日
　　　　　　　　　　　　　　　時間：　時　分

醫師專科別及
專科證書字號：＿＿＿＿＿＿＿＿＿＿＿＿＿＿＿＿＿

3、病人之聲明（請立同意書人於執行醫師說明後簽署欄位註記「◎」者，註記「※」者得預先填寫）

（1）醫師已向我解釋，並且我已經了解施行這個治療的必要性、步驟、風險、成功率之相關資訊。

（2）醫師已向我解釋，並且我已經了解選擇其他治療方式之風險。

（3）醫師已向我解釋，並且我已經了解治療可能預後情況和不進行治療的風險。

（4）針對我的情況、治療之進行、治療方式等，我能夠向醫師提出問題和疑慮，並已獲得說明。

（5）我了解在治療過程中，如果因醫療之必要而切除的組織，醫院可能會將它們保留一段時間進行治療報告，並且在之後會謹慎依法處理。

（6）我了解這個治療無法保證一定能改善病情。

（7）醫師已給我充分時間考慮是否接受施作。

◎**基於上述聲明，我□同意□不同意進行此治療。**

立同意書人簽名：　　　　關係：病人之　　電話：（0　）

住址：　　　　　　　　　　　　　　日期：　　年　　月　　日

　　　　　　　　　　　　　　　　　時間：　　時　　分

註1. 立同意書人應需由病人親自簽具，並於「與病人之關係欄」註明為本人；病人若未年滿20歲或不能親自簽具者，得由其法定代理人、配偶、親屬或關係人簽具，並於「與病人之關係欄」註明與病人之關係。

註2. 機構為病人實施侵入性檢查、治療或處置後，若須再度實施，除緊急情況外，應再度說明並簽具同意書。

雷射治療說明（範本）

　　這份說明書是用來解說病人的病情及接受「雷射治療」的目的、方法、效益、可能併發症、成功率、其他替代方案、復原期可能的問題以及未接受處置可能的後果，做為病人與醫師討論時的資料。經醫師說明後，若病人仍有疑問，請在簽署同意書前再與醫師討論。

1、接受雷射治療之相關疾病診斷說明：
　（1）雷射為特定波長的準直光線，根據選擇性光熱療法（selective photothermolysis）的原理，利用不同波長的雷射光能作用在標的物之載色體（chromophore）上；或是分段雷射療法（Fractional Photothermolysis），利用均勻分散的微小雷射光束加熱破壞皮膚表皮及真皮層，刺激皮膚再生反應。
　（2）臨床上可應用於治療色素斑、瘢痕、皮膚血管疾患等病症。

2、治療之目的與效益：
　（1）色素性病灶，包括雀斑、老人斑、黑痣、顴骨母斑、太田母斑、刺青等。
　（2）血管性病灶，如微細血管增生、酒糟、血管瘤、疤痕等。
　（3）其他如：除毛、除紋等。

3、執行方法：利用雷射光束精確地治療皮膚病灶。

4、處置效益：
　（1）色素性病灶：治療效果因色素性病灶的程度及深度而異。一般淺層的色素斑，可能一次或數次後去除；而較深層的色素斑通常需多次治療方可去除。
　（2）血管性病灶：利用雷射光收縮或破壞擴張之血管性病灶。治療效果因血管性病灶位置深度不同以及特性而異。
　（3）除毛雷射：因為雷射除毛是針對處於生長期的毛囊方有破壞效果；單次治療只能去除1/3至1/4的毛髮，故需要多次雷射除毛治療。
　（4）其他如除紋等雷射治療因個人皮膚回復能力不同，治療效果及恢復期亦有所不同。

5、可能併發症與發生機率及處理方法（包含如下但不在此限）：
　（1）雷射治療後的皮膚泛紅通常可在短時間內恢復。
　（2）治療部位會感到灼熱感及開放式傷口有微量流血，輕微紅腫

為正常反應，臉部痂皮約5-7天後自然脫落。

（3）少數病患有灼傷、血腫、出血或傷口皰疹（0.3-2%）或細菌感染（0.5-4.5%）。

（4）會有黑色素沉澱（10-32%）現象，若妥善保養勿晒太陽，仍有恢復的機會。黑色素變少（1-20%）現象大部分短期內可恢復。

6、替代處置方案（這個醫療處置的替代方案如下，如果您決定不施行這個醫療處置，請與醫師討論您的決定）：

（1）色素性病灶：外用藥物、手術切除、電燒治療等。

（2）血管性病灶：部分酒糟膚質可以口服藥物控制，部分血管瘤病灶可以手術等方式治療。

7、未處置之風險：

本治療係基於外觀考量的醫療處置，然而部分色素性病灶仍有惡性病變之可能性；部分血管性病灶如未處置亦可能有擴大或是產生出血、潰瘍等變化。

8、術後復原期可能出現的問題：

（1）患部因局部麻醉及照射，在治療後數小時或數日內，會有浮腫現象。

（2）患部一般會有滲透液流出或皮膚瘀青，約1至2週後可消失；爾後可能會有痂皮產生，此時勿用手指刮除，讓其自行脫落，對皮膚癒合較有利。

（3）當痂皮脫落後，患部預期可能會呈深紅色，並非表示治療無效；治療後約二個月或半年後，患部顏色會逐漸開始變淡，過程可能延續一年。

9、其他補充說明：

（1）若有下列情形，請主動告知醫師：

1. 有血液凝血功能不良傾向

2. 有糖尿病、高血壓、心臟病、血管硬化等慢性疾病

3. 有疤痕增生體質

4. 正在使用阿斯匹靈、維他命E、可邁丁（Warfarin）等影響血液凝固的藥物

5. 有藥物過敏

6. 過去曾接受手術

（2）有抽菸者，最好請先戒菸一個月，因抽菸會抑制血流到皮膚，影響傷口癒合。

（3）若有服用抗凝血藥物者，請先和您的醫師討論後，停藥一至二個星期，以免造成凝血異常，影響傷口癒合。

（4）每次治療發生之費用，均以當次治療為限，如須再次治療或後續治療時，費用將另行採計。各項費用之收費項目及金額，均已明確告知。

（5）此處置非屬急迫性質，不於說明當日進行，應經充分時間考慮後再決定施作與否。

10、參考文獻：

（1）Fitzpatrick's dermatology in general medicine. 8th ed. 2012.

（2）Botulinum Toxin: Procedures in Cosmetic Dermatology Series. 3rd ed. 2012.

（3）A Practical Guide to Botulinum Toxin Procedures （Cosmetic Procedures）. 1st ed. 2011.

（4）Metelitsa AI, Alster TS. Fractionated laser skin resurfacing treatment complications: a review. Dermatol Surg 2010;36:299-306.

11、病人、家屬問題：

（1）_____

（2）_____

（3）_____

病人（或家屬／法定代理人）：_____（簽章）
□我已了解上述說明，並同意雷射治療（請簽署雷射治療同意書）。
□我已了解上述說明，並拒絕雷射治療。

與病人之關係：_____（請務必填寫）

解釋醫師：_____（簽章）
醫師專科別及
專科證書字號：_____

西元　　　　年　　　　月　　　　日　　　　時　　　　分

削骨手術說明（範本）

　　這份說明書是用來解說病人病情及接受「削骨手術」的目的、方法、效益、可能併發症、成功率、其他替代方案、復原期可能遇到的問題以及未接受處置可能出現的後果，做為病人與醫師討論時的資料。經醫師說明後若仍有疑問，請在簽署同意書前與醫師討論。

1、病情說明：

　　國字臉或顴骨高聳為顏面比例異常的問題。削骨手術為調整顏面骨外形與尺寸的手術，手術的範圍通常包括顴骨與下顎骨。削骨手術藉由截骨手術與內固定的方法，移動並削減顴骨與下顎骨的位置與尺寸，使其達到調整顏面比例的目的。

2、治療目的：

　　矯正上下顎相對位置，最常見於治療因骨骼異常，無法單靠矯正牙齒來改善的咬合問題，藉由顱顏部整形重建手術把骨骼及牙齒一起移動至最理想位置。

3、處置效益：

　　經由手術，您可能獲得以下所列的部分或全部的效益。但醫師並不能保證獲得任何一項。且手術效益與風險性間的取捨，應由您自主判斷決定。

　　（1）趨進正常的顏面比例

　　（2）趨進正常的顏面對稱

　　（3）其他：＿＿＿＿＿＿＿＿＿＿＿＿＿＿＿＿＿＿＿＿

4、削骨手術可能併發症與發生機率及處理方法（包含如下但不在此限）：

　　沒有任何手術是完全沒有風險的，這些風險包括術中、術後可能之暫時或永久性併發症，這些併發症，嚴重時甚至可能威脅生命。以下所列的風險已被認定，但是仍然可能有一些醫師無法預期的風險未列出。醫師將會為您解釋這些可能產生的風險及處理方式。

　　（1）一般性併發症：

1. 傷口出血
2. 傷口疼痛
3. 傷口腫脹
4. 傷口感染、癒合不良或組織壞死
5. 局部或全身麻醉風險
6. 因併發症或手術效果不如預期，必要時需再度手術。
7. 必要時輸血導致之不適感或感染風險（如愛滋病、肝炎等）
8. 其他：＿＿＿＿＿＿＿＿＿＿＿＿＿＿＿

※如果您曾接受手術部位放射線治療、正接受或剛接受完化學治療、長期服用免疫抑制劑或抗排斥藥、或患有營養不良、血液方面疾病、糖尿病、尿毒症、肝功能異常、惡性腫瘤或其他引起抵抗病菌能力降低的疾病等，會提高術後傷口感染的機會；如果您正接受或剛接受完化學治療、長期服用抗凝血藥、或患有糖尿病、尿毒症、肝功能不良、引起血液凝固降低的疾病等，會提高出血的機會；如果您年紀超過60歲、嚴重貧血、患有心肺方面疾病或功能不佳等，會提高麻醉的風險。

（2）特殊性併發症：

1. 術中大出血
2. 骨頭癒合不良
3. 嘴唇及口腔周圍皮膚擦傷
4. 下唇及下巴皮膚感覺遲鈍
5. 臉頰皮膚感覺遲鈍
6. 牙齦麻木感
7. 講話不清楚
8. 骨內固定器外露
9. 臉部組織下垂
10. 臉型改變後心理及社會適應的問題

（3）罕見重大性併發症：

1. 骨頭壞死
2. 視神經受傷
3. 顏面神經受傷

4. 臉頰皮膚感覺遲鈍

5、替代處置方案：

削骨手術乃是調整顏面骨比例的根本治療方式。若要尋求以非削骨手術的方式治療，稱之為掩飾性治療方式。掩飾性治療雖無法完全改正顏面骨的問題，但依舊可以在顏面美學上獲得某種程度的改善。如果您決定不施行這個手術，請與醫師討論您的決定與進一步的治療選擇。

6、其他補充說明：

（1）每次手術發生之費用，均以當次手術為限，如須再次手術或後續治療時，費用將另行採計。各項費用之收費項目及金額，均已明確告知。

（2）此手術非屬急迫性質，不於說明當日進行，應經充分時間考慮後再決定施作與否。

7、病人、家屬問題：

（1）＿＿＿＿＿＿＿＿＿＿＿＿＿＿＿＿＿＿＿＿＿＿

（2）＿＿＿＿＿＿＿＿＿＿＿＿＿＿＿＿＿＿＿＿＿＿

（3）＿＿＿＿＿＿＿＿＿＿＿＿＿＿＿＿＿＿＿＿＿＿

病人（或家屬／法定代理人）：＿＿＿＿＿＿＿＿＿（簽章）

□我已了解上述說明，並同意削骨手術（請簽署削骨手術同意書）。

□我已了解上述說明，並拒絕削骨手術。

與病人之關係：＿＿＿＿＿＿＿＿＿＿＿＿＿＿＿（請務必填寫）

解釋醫師：＿＿＿＿＿＿＿＿＿＿＿＿＿＿＿＿＿＿＿（簽章）

醫師專科別及
專科證書字號：＿＿＿＿＿＿＿＿＿＿＿＿＿＿＿＿＿

西元　　　年　　　月　　　日　　　時　　　分

○○○注射劑處置同意書（範本）

病人姓名：　　　　　　　　　　病人出生日期：　　年　　月　　日
病人病歷號碼：

1、經　　　　　　醫師診察後，擬建議實施治療（如醫學名詞不清楚，
　　請加上簡要解釋）

　　（1）建議治療原因：

　　（2）建議治療名稱：

　　（3）各項費用：　　　　　　　　　　　（單位：新臺幣元）

編序	項目名稱	自費費用	地方衛生主管機關核定收費
1			
2			
3			
4			

2、醫師之聲明（有告知項目打「V」）

　　（1）說明醫師：

　　　　　我已經以病人所能了解之方式，解釋這項處置之相關資訊，特
　　　　　別是下列事項：

　　　　　□需實施處置之原因　　　　　□不實施處置可能之後果
　　　　　□其他可替代之處置方式　　　□如另有處置相關說明資料，
　　　　　　　　　　　　　　　　　　　　我並已交付病人

　　　　　□已告知此處置非屬急迫性質，不於說明當日進行，應經充分
　　　　　　時間考慮後再決定施作與否。

　　病人問題詢問與答覆：

　　（1）_____

　　（2）_____

說明醫師簽名：　　　　　　　　　　日期：　年　　月　　日

　　　　　　　　　　　　　　　　　時間：　時　　分

醫師專科別及
專科證書字號：＿＿＿＿＿＿＿＿＿＿＿＿＿＿＿＿＿＿＿＿

立同意書人簽名：　　　　　　　　日期：　年　　月　　日
（註1）

　　（請立同意書人於說明醫師說明後簽署）　時間：　時　　分

（2）執行醫師：

　　我已經以病人所能了解之方式，解釋這項處置之相關資訊，特
　　別是下列事項：

　　□處置步驟、範圍、風險、成功率

　　□處置併發症及可能處理方式

　　□預期處置後，可能出現之暫時或永久症狀

　　□如另有處置相關說明資料，我並已交付病人

　病人問題詢問與答覆：

　（1）＿＿＿＿＿＿＿＿＿＿＿＿＿＿＿＿＿＿＿＿＿＿＿＿＿

　（2）＿＿＿＿＿＿＿＿＿＿＿＿＿＿＿＿＿＿＿＿＿＿＿＿＿

執行醫師簽名：　　　　　　　　　　日期：　年　　月　　日

　　　　　　　　　　　　　　　　　時間：　時　　分

醫師專科別及
專科證書字號：＿＿＿＿＿＿＿＿＿＿＿＿＿＿＿＿＿＿＿＿

3、病人之聲明

　（1）醫師已向我解釋，並且已給我充分時間了解施行這個處置目
　　　　的、步驟、風險、成功率之相關資訊。

（2）醫師已向我解釋，並且已給我充分時間了解選擇其他處置方式之風險。

（3）醫師已向我解釋，並且已給我充分時間了解處置可能預後情況。

（4）醫師已向我解釋，並且已給我充分時間了解此處置非屬急迫性質及充分時間考慮後決定施作此處置。

（5）針對我的情況、處置之進行、處置方式等，我能夠向醫師提出問題和疑慮，並已獲得說明。

（6）我了解這個治療無法保證一定能改善症狀。

（7）醫師已給我充分時間考慮是否接受施作。

◎基於上述聲明，及經本人充分考慮後，我□同意□不同意進行此處置。

立同意書人簽名： 　　　　　，關係：病人之 　　　（詳如註1）

電話：（0 　）

住址： 　　　　　　　　　　　　日期： 　年 　月 　日
　　　　　　　　　　　　　　時間： 　時 　分

註1. 立同意書人應需由病人親自簽具，並於「與病人之關係欄」註明為本人；病人若未年滿20歲或不能親自簽具者，得由其法定代理人、配偶、親屬或關係人簽具，並於「與病人之關係欄」註明與病人之關係。

註2. 機構為病人實施侵入性檢查、治療或處置後，若須再度實施，除緊急情況外，應再度說明並簽具同意書，不得以同一療程等理由，僅簽署一次同意。

肉毒桿菌素注射劑處置說明（範本）

　　這份說明書是用來解說您即將接受美容醫學「肉毒桿菌素注射劑處置」的目的、方法、效益、可能併發症、成功率、復原期可能的問題以及未接受處置可能的後果，可做為您與醫師討論時的補充資料。我們希望您能充分了解此項處置的內容，經醫師說明後，請您經過充分時間考慮後，若您對這個醫療處置還有任何疑問，請在簽署同意書前再與您的醫師充分討論，我們會很樂意為您解答。

1、肉毒桿菌素注射劑（Botulinum Toxin Type A）處置原理說明：
　　肉毒桿菌素處置的原理是阻斷神經肌肉間的聯繫，達到放鬆肌肉以消除皺紋。

2、處置之目的與效益：
　　肉毒桿菌素注射劑依衛生福利部核准之仿單內容，主要用於治療成人中風後之手臂痙攣、眼瞼痙攣、半邊顏面痙攣、痙攣性斜頸、小兒腦性麻痺引起之肌肉痙攣、皺眉紋。

3、執行方法：
　　肉毒桿菌素製劑具有專一性，不同肉毒桿菌素不得交換使用，且須由注射訓練過的醫師使用。

4、處置效益：
　　醫師注射適當劑量於造成動態紋的肌肉部位，效果之快慢依肌肉大小與皺紋深淺而定。用於治療皺眉紋，臨床效果在注射後48小時逐漸產生。最大效果發生在1個月之後且可維持3-7個月。

5、可能併發症與發生機率及處理方法（沒有任何治療是完全沒有風險的，以下所列的風險已被認定，但是仍然可能有一些醫師無法預期的風險未列出）：

（1）注射常見之副作用包括注射部位的浮腫及瘀血（11% to 25%），有時可能會有眼皮下垂（5.4%）、眉毛下垂及頭痛（15.3%）等現象，這些副作用是短暫性，約2至6週恢復。

（2）已有報告顯示肉毒桿菌素自注射部位擴散至遠端之不良事件

　　發生，某些案例出現吞嚥困難、肺炎或顯著衰弱而導效死亡（非常罕見）。

6、未處置之風險：

本處置為基於外觀考量的醫療處置，並無未處置之風險。

7、術後復原期可能出現的問題：

（1）注射後4小時內，應避免臉部按摩、頭部前傾、臥床睡覺及劇烈運動。

（2）縮臉、國字臉（咬肌肥厚）治療術後，會自覺咀嚼咬硬的食物較無力或唾液分泌減少，但不影響日常進食及喝飲料。

（3）若有眉毛下垂、上揚等現象或任何不適請就醫回診，這些現象大多於注射後1週內發生。

8、其他補充說明：

（1）本項處置健保不給付，需以自費接受處置，處置發生之費用均以當次為限，如需再次處置時，費用將另行採計。各項費用之收費項目及金額，均已明確告知。

（2）此處置非屬急迫性質，不於說明當日進行，應經充分時間考慮後再決定施作與否。

9、參考文獻：

（1）Fitzpatrick's dermatology in general medicine. 8th ed. 2012.

（2）Botulinum Toxin: Procedures in Cosmetic Dermatology Series. 3rd ed. 2012.

（3）A Practical Guide to Botulinum Toxin Procedures （Cosmetic Procedures）. 1st ed. 2011.

（4）A. John Vartanian,Steven H. Dayan. Complications of botulinum toxin A use in facial rejuvenation. Facial Plast Surg Clin N Am 2005;13: 1– 10

10、病人、家屬問題：

（1）＿＿＿＿＿＿＿＿＿＿＿＿＿＿＿＿＿＿＿＿＿＿＿＿＿＿

（2）＿＿＿＿＿＿＿＿＿＿＿＿＿＿＿＿＿＿＿＿＿＿＿＿＿＿

（3）_____

病人（或家屬／法定代理人）：_____（簽章）

□我已了解上述說明，並同意肉毒桿菌素注射劑處置（請簽署肉毒桿菌素注射劑處置同意書）。

□我已了解上述說明，並拒絕肉毒桿菌素注射劑處置。

與病人之關係：_____（請務必填寫）

解釋醫師：_____（簽章）

醫師專科別及
專科證書字號：_____

西元　　　　　年　　　　月　　　　日　　　　時　　　　分

玻尿酸皮下植入物注射劑處置說明（範本）

　　這份說明書是用來解說您即將接受美容醫學「玻尿酸皮下植入物注射劑處置」的目的、方法、效益、可能併發症、成功率、復原期可能的問題以及未接受處置可能的後果，可做為您與醫師討論時的補充資料。我們希望您能充分了解此項處置的內容，經醫師說明後，請您經過充分時間考慮後，若您對這個醫療處置還有任何疑問，請在簽署同意書前再與您的醫師充分討論，我們會很樂意為您解答。

1、玻尿酸皮下植入物注射劑處置原理說明：

　　玻尿酸皮下植入物注射劑為無菌性凝膠，可藉由微生物發酵或動物來源萃取而得，其作用原理是運用增加皮膚或嘴唇的容積，因此可重建皮膚的輪廓或增加嘴唇的豐盈程度。

2、處置之目的與效益：

　　針對修飾臉部肌膚紋路、皺紋、皺摺、豐唇及修飾臉部輪廓。

3、執行方法：

　　將適量的玻尿酸皮下植入物注射劑，精確地注入臉部的數個部位。

4、處置效益：

　　治療效果建議參考使用玻尿酸皮下植入物注射劑之中文仿單內容（如療效持續時間），實際成效會因個人本身各項因素縮短或延長，可於注射後2至4週內回診檢查。

5、可能併發症及處理方法（沒有任何治療是完全沒有風險的，以下所列的風險已被認定，但是仍然可能有一些醫師無法預期的風險未列出）：

　　（1）注射後，注射部位會輕微紅、腫脹、搔癢及有微硬的觸感，但不影響外觀。這是注射後會有的正常現象。同時這些不適應的情形通常會在幾天後消失。如這些現象一直持續或有其他反應發生，請立即詢問您的主治醫師。

　　（2）玻尿酸皮下植入物注射後，曾有少數個案產生眉間壞死、膿瘍形成、肉芽腫以及立即性或遲發性過敏的併發症。

（3）如果曾經有臉部皰疹的問題，扎針處會有引發皰疹復發的危險性。如有用阿斯匹靈或其他類似藥物，易使注射部位增加淤青血腫及流血。

（4）玻尿酸皮下植入物注射後，曾有發生病人產生失明與中風之情形，如有視力模糊、口齒不清或半邊臉部麻痺等症狀產生，請立即詢問您的主治醫師並立即就醫。

6、未處置之風險：

本處置為基於外觀考量的醫療處置，並無未處置之風險。

7、術後復原期可能出現的問題：

（1）於注射後約1至2天可輕揉，並使用水及肥皂清潔及輕微的卸妝。同時須避免激烈運動，且應避免暴露在高溫或強光下（如泡澡、溫泉、三溫暖、日光浴室、日光浴或極冷處）。

（2）處置後注射部位會有緊繃感及輕微腫脹疼痛情形約3至5天，是注射後會有的正常的現象，這些不適應的情形通常會在幾天後消失。少數病患會發癢，泛紅等症狀，同時此段時間會看起來較不自然。若有紅腫情況可以冰敷以減緩腫脹與瘀血。如這些現象一直持續或有其他反應產生如嚴重泛白、劇烈疼痛、皮膚壞死，請立即詢問您的主治醫師，並回診檢視。

8、其他補充說明：

（1）本項處置健保不給付，需以自費接受處置，處置發生之費用均以當次為限，如需再次處置時，費用將另行採計。各項費用之收費項目及金額，均已明確告知。

（2）此處置非屬急迫性質，不於說明當日進行，應經充分時間考慮後再決定施作與否。

9、參考文獻：

（1）Fitzpatrick's dermatology in general medicine. 8th ed. 2012.

（2）Cohen JL. Understanding, avoiding, and managing dermal filler complications. Dermatol Surg 2008;34 Suppl 1:S92-9

10、病人、家屬問題：

（1）＿＿＿＿＿＿＿＿＿＿＿＿＿＿＿＿＿＿＿＿＿＿

（2）＿＿＿＿＿＿＿＿＿＿＿＿＿＿＿＿＿＿＿＿＿＿

（3）＿＿＿＿＿＿＿＿＿＿＿＿＿＿＿＿＿＿＿＿＿＿

病人（或家屬／法定代理人）：＿＿＿＿＿＿＿＿＿＿（簽章）

□我已了解上述說明，並同意玻尿酸皮下植入物注射劑處置（請簽署 玻尿酸皮下植入物注射劑處置同意書）。

□我已了解上述說明，並拒絕玻尿酸皮下植入物注射劑處置。

與病人之關係：＿＿＿＿＿＿＿＿＿＿＿＿＿＿（請務必填寫）

解釋醫師：＿＿＿＿＿＿＿＿＿＿＿＿＿＿＿＿＿（簽章）

醫師專科別及 專科證書字號：＿＿＿＿＿＿＿＿＿＿＿＿＿＿＿＿＿

西元　　　年　　　月　　　日　　　時　　　分

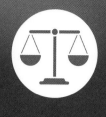

訂閱式
法律顧問專案

**貴公司是否常年提撥法律顧問預算，
卻發現實際需求遠低於預算成本？**

貴公司是否無法即時與顧問律師進行聯繫？

**貴公司是否會因為顧問品質不佳，
卻受限於合約年限尚未屆期無法解約？**

若各位閱讀本書後，對於醫療機構或醫療人員所會面臨到的法律問題覺得自己都能迎刃而解，那麼恭喜您，也祝福您往後都順利；若您閱讀了本書，覺得想找個律師事務所做長期的法律顧問，不妨考慮可道律師事務所推出法律顧問的方案吧！與一般法律事務所以每年度付費的方式不同，我們的方案主打訂閱式、可儲值、可轉讓的特色，不用擔心一年內用不到幾次卻要每年都付錢，購買的點數除了能供親朋好友使用，送禮自用兩相宜外，更不會因一年到期而失效，點數可以使用到用完為止，因此若有醫療機構或中小企業的朋友看了本書後，對於法律顧問有興趣者，也能夠從本書內容得知本所相關資訊哦，若承蒙您的信賴，本所絕對為您的權益赴湯蹈火全力以赴。

本事務所除專責辦理各項民、刑事案件外，針對勞資、工程、公司治理、商標等相關議題亦長期關注，並且著有《別讓買房變成你的惡夢》、《別讓勞資爭議損害你的權益》等書，目前擔任多家公司之法律顧問，如今，更花費心思讓所內律師專研醫療相關法律案例，對於醫療機構可能面臨的相關法律問題有一定實務經驗。

服／務／內／容

一、 不限時數的法律諮詢、提供法律意見（包含電話諮詢、到所與律師面談）。

二、 法律文件撰擬、訴訟案件均享有優惠，包含以下事項：

　　（一）一般民、刑事案件訴訟程序：出席庭期、撰擬書狀

　　（二）撰擬文書，包含審查公司經營相關契約、勞動契約、公司工作規則、
　　　　　協議書、和解書、切結書、授權書、存證信函或律師函等相關合約文
　　　　　件撰擬、審閱服務。

　　（三）資產管理、債權催收、催收相關法院非訟事件等法律服務。

訂／閱／方／式

一、 本合約服務報酬為每月新台幣1萬元，但服務項目相關行政規費由甲方負
　　擔。

二、 訴訟案件及撰擬文件委任費用以上開說明為原則，但實際以乙方報價為準。

三、 合約期間及終止：本合約生效後，雙方得隨時終止本合約且不退還服務報
　　酬，但已給付之服務報酬可保留並折抵委任費用。

四、 合約生效：本合約於甲方給付服務報酬予乙方後始生效力。

可道律師事務所
LINE@官方帳號： @taipei_lawyer
聯絡電話：(02)-2976-1611
地址：新北市三重區重新路一段50號3樓
　　　（捷運台北橋站出口右轉）

國家圖書館出版品預行編目資料

醫療機構不可不知的法律風險 / 可道律師事務所編著. -- 初版.
-- 臺北市：商周出版，城邦文化事業股份有限公司出版：英屬
蓋曼群島商家庭傳媒股份有限公司城邦分公司發行；2024.02
面；　公分
ISBN 978-626-390-035-6（平裝）
1. CST: 醫事法規　2. CST: 醫療機構
412.21　　　　　　　　　　　　　　　　　　　113000864

醫療機構不可不知的法律風險

編　著　者	可道律師事務所
企　畫　選　書	楊如玉
責　任　編　輯	楊如玉

版　　　權	吳亭儀
行　銷　業　務	周丹蘋、賴正祐
總　編　輯	楊如玉
總　經　理	彭之琬
事業群總經理	黃淑貞
發　行　人	何飛鵬
法　律　顧　問	元禾法律事務所　王子文律師
出　　　版	商周出版
	城邦文化事業股份有限公司
	臺北市中山區民生東路二段141號9樓
	電話：(02) 2500-7008　傳真：(02) 2500-7759
	E-mail：bwp.service@cite.com.tw
發　　　行	英屬蓋曼群島商家庭傳媒股份有限公司城邦分公司
	臺北市中山區民生東路二段141號11樓
	書虫客服服務專線：(02) 2500-7718・(02) 2500-7719
	服務時間：週一至週五09:30-12:00・13:30-17:00
	24小時傳真服務：(02) 2500-1990・(02) 2500-1991
	郵撥帳號：19863813　戶名：書虫股份有限公司
	E-mail：service@readingclub.com.tw
	歡迎光臨城邦讀書花園 網址：www.cite.com.tw
香港發行所	城邦（香港）出版集團有限公司
	香港九龍九龍城土瓜灣道86號順聯工業大廈6樓A室
	電話：(852) 2508-6231　傳真：(852) 2578-9337
	E-mail：hkcite@biznetvigator.com
馬新發行所	城邦（馬新）出版集團 Cité (M) Sdn. Bhd.
	41, Jalan Radin Anum, Bandar Baru Sri Petaling,
	57000 Kuala Lumpur, Malaysia
	電話：(603) 9057-8822　傳真：(603) 9057-6622
	E-mail：services@cite.my

封　面　設　計	李東記
內　文　排　版	新鑫電腦排版工作室
印　　　刷	高典印刷有限公司
經　　銷　　商	聯合發行股份有限公司
	電話：(02) 2917-8022　傳真：(02) 2911-0053
	地址：新北市231新店區寶橋路235巷6弄6號2樓

■2024年2月初版
定價 400 元

Printed in Taiwan
城邦讀書花園
www.cite.com.tw

104台北市民生東路二段141號11樓

英屬蓋曼群島商家庭傳媒股份有限公司　城邦分公司

請沿虛線對摺，謝謝！

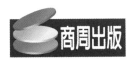

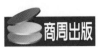 商周出版

讀者回函卡

感謝您購買我們出版的書籍！請費心填寫此回函卡，我們將不定期寄上城邦集團最新的出版訊息。

線上版讀者回

姓名：＿＿＿＿＿＿＿＿＿＿＿＿＿＿＿＿＿ 性別：□男 □女

生日：西元＿＿＿＿＿＿年＿＿＿＿＿＿月＿＿＿＿＿＿日

地址：＿＿＿＿＿＿＿＿＿＿＿＿＿＿＿＿＿＿＿＿＿＿＿＿

聯絡電話：＿＿＿＿＿＿＿＿＿＿ 傳真：＿＿＿＿＿＿＿＿

E-mail：

學歷：□ 1. 小學 □ 2. 國中 □ 3. 高中 □ 4. 大學 □ 5. 研究所以上

職業：□ 1. 學生 □ 2. 軍公教 □ 3. 服務 □ 4. 金融 □ 5. 製造 □ 6. 資訊

　　　□ 7. 傳播 □ 8. 自由業 □ 9. 農漁牧 □ 10. 家管 □ 11. 退休

　　　□ 12. 其他＿＿＿＿＿＿＿＿＿＿＿＿＿＿＿＿＿＿＿＿＿＿

您從何種方式得知本書消息？

　　　□ 1. 書店 □ 2. 網路 □ 3. 報紙 □ 4. 雜誌 □ 5. 廣播 □ 6. 電視

　　　□ 7. 親友推薦 □ 8. 其他＿＿＿＿＿＿＿＿＿＿＿＿＿＿＿＿

您通常以何種方式購書？

　　　□ 1. 書店 □ 2. 網路 □ 3. 傳真訂購 □ 4. 郵局劃撥 □ 5. 其他＿＿＿

您喜歡閱讀那些類別的書籍？

　　　□ 1. 財經商業 □ 2. 自然科學 □ 3. 歷史 □ 4. 法律 □ 5. 文學

　　　□ 6. 休閒旅遊 □ 7. 小說 □ 8. 人物傳記 □ 9. 生活、勵志 □ 10. 其他

對我們的建議：＿＿＿＿＿＿＿＿＿＿＿＿＿＿＿＿＿＿＿＿＿＿

　　　　　　　＿＿＿＿＿＿＿＿＿＿＿＿＿＿＿＿＿＿＿＿＿＿

　　　　　　　＿＿＿＿＿＿＿＿＿＿＿＿＿＿＿＿＿＿＿＿＿＿